二十四食事

最亲不过
中国的人间烟火

吕峰——著

SPM
南方传媒　花城出版社

中国·广州

图书在版编目（CIP）数据

二十四食事：最亲不过中国的人间烟火 / 吕峰著
. -- 广州：花城出版社，2023.1
（"文艺·家"书系）
ISBN 978-7-5360-9536-6

Ⅰ. ①二… Ⅱ. ①吕… Ⅲ. ①二十四节气－关系－养
生(中医)②食物养生－食谱 Ⅳ. ①R212②TS972.161

中国版本图书馆CIP数据核字(2022)第105194号

出版人：张　懿
丛书主编：周华诚
责任编辑：欧阳蘅　蔡　安　李珊珊
责任校对：衣　然
技术编辑：凌春梅
装帧设计：乐　翁
本书插画：黄国胜

书　　名　二十四食事：最亲不过中国的人间烟火
　　　　　ERSHISI SHISHI：ZUIQIN BUGUO ZHONGGUO DE RENJIAN YANHUO
出版发行　花城出版社
　　　　　（广州市环市东路水荫路11号）
经　　销　全国新华书店
印　　刷　佛山市迎高彩印有限公司
　　　　　（佛山市顺德区陈村镇广隆工业区兴业七路9号）
开　　本　880毫米×1230毫米　32开
印　　张　7.75　1插页
字　　数　150,000字
版　　次　2023年1月第1版　2023年1月第1次印刷
定　　价　45.00元

如发现印装质量问题，请直接与印刷厂联系调换。
购书热线：020-37604658　37602954
花城出版社网站：http://www.fcph.com.cn

自序：胃知的节气

民以食为天，食物永远是通行全世界的"语言"，且具有超乎想象的力量。

古人云，"人以天地之气生，四时之法成"。人作为天地自然生成之物，越是自然的东西，和人的脾胃性情越相投。节气是古人重要的时间节点，不同的季节、不同的天候、不同的农事规律，也有不同的应时美食、不同的习俗含义。那些与节气有关的食物和习俗，背后都是古人的智慧。

时光流逝，节气习俗所滋育的土壤依旧在传承，并且以吃食这种百姓生活的最寻常状态保留至今。我老家在故黄河畔，一个有着数百年时光的村子，历史上曾是彭祖的封地，完整地保留了诸多传统、古老的饮食习惯。在儿时的记忆中，节气是农时农事的依据，亦是寻常烟火遵循的法则。奶奶母亲，婶子大娘，她们都讲究应时而食，顺时而食，哪个节气该吃什么，都有明确的规定，那是祖辈流传下来的生活仪式。

春种，夏长，秋收，冬藏。每一个节气的到来，都是一个盛大的节日，也是一件令人们欢腾的事情。人们以美食来传递欢喜自在，传递日子的丰裕富足。

春日万物复苏，要"吃春"尝鲜。田埂地头，溪边河畔，都能觅到野菜绿莹莹的足迹，一片一片，一窝一窝，耀眼而夺目。空气里飘着荠菜、猪毛菜、枸杞芽等野菜的芳香，虽为一勺之微，却带着大自然的清新，让人油然而生一份赏心悦目。

夏日是瓜果菜蔬蓬勃、美丽的时节，西瓜、黄瓜、蚕豆、莲藕，它们像夏天的雪糕、雪碧，仅仅是名字就让人顿生凉爽之感，吃在嘴里，更是芬芳无比，让人一下子闻到夏天的味道。江南文人王稼句曾言："豆棚瓜架之下，晚风清凉，矮几一竹椅，闲人数位，小菜数款，酒后奉上一碟藕片，情味尤胜。"

溽暑过后，秋风渐冷，胃口大增，民间有贴秋膘的习俗。贴秋膘是一个性感的词，能从这个词看得见肥美，看得见丰腴，看得见油汪汪。从"呼童烹鸡酌白酒""秋风起，泥鳅肥""七月半，石榴当饭"等民间俚语，可以闻得到肉香，听得到秋风，感受得到香甜。

北风起，大雪将至，大江南北不约而同地进入了腊味季。"小雪腌菜，大雪腌肉。"千家万户开始忙着买猪肉、买鸡、买鸭、买鱼，以烹制腊味。从城镇到乡村，从大街到小巷，都能嗅闻到腊货的味道，那是冬天的味道、过年的味道。看着一条条晒在阳光下的腊味，年似乎就在不远处招手。

日复一日，年复一年，在节气的轮回中，人们顺应四时的节奏，忙碌着，生活着，形成了循节气而食的美食追求。"清明螺，赛肥鹅""大暑老鸭胜补药""秋风响，蟹脚痒""冬至不端饺子碗，冻掉耳朵没人管"，都是藏在节气里的文化因子，也是对节气吃食最好的注释。

食有味，食亦有情。其实，任何一种吃食，哪怕再普通，除了用来果腹，亦有独特的内涵。更多的时候，这种内涵以乡风食俗、以人情世故为背景，缠绵、淳朴、厚实。于是，那些长存于节气中、时光中的食物，带着家的味道，带着故园的守望，驻扎进我的梦中，哪怕白发苍苍、年华老去，依旧挥之不去。

为了还原古人的饮食习俗，诠释中国食文化的精髓，这本书诞生了。二十四个节气，四十八种美食，菜蔬、肉馔、鱼肴、果色……它们夹杂着淡淡的民俗气息，一一在笔端呈现，我也努力将对饮食的感悟、情味和诗意，尽可能地化为优美、灵动的文字，化为一盘盘或油汪汪，或清淡淡的菜肴。

可以说，《二十四食事》是一本让人垂涎三尺的节气食谱，是活跃在舌尖上的节气，也是一种亲近自然的方式。书中的美食不仅是一道道饕餮珍馐，更是一种对即将失落的传统的敬畏，让你在文字中感受前人饮食的风情、习俗、文化心理情结，获得一种舌尖上的缠绵和精神上的享受。

善人遇良人。我在这本书的写作出版过程中，得到了家人的支持与鼓励，得到了周华诚、李冬梅等师友的厚爱与帮助，黄国胜先生百忙之中绘制了精美的插图，为本书增色添香。因为他们的无私，我这颗心愿的种子才能汲取充足的营养，生根，拔节，吐翠，也期待节气的吃食在我的笔端能生动鲜活地展开、呈现，唤醒人们去走进节气，亲近自然。

是为序！

吕峰

2021年10月10日于隙园

目 录

第一辑　春之食

立春·韭菜：春来一刀韭　　　　　　　　3

立春·河豚：且持卮酒食河豚　　　　　　8

雨水·竹笋：笋味清绝酥不如　　　　　　13

雨水·枸杞芽：芽苞初开光彩鲜　　　　　18

惊蛰·荠菜：春来荠美忽忘归　　　　　　23

惊蛰·鳜鱼：桃花流水鳜鱼肥　　　　　　27

春分·芹菜：云梦之芹有芳香　　　　　　32

春分·河蚌：春来尽享美人舌　　　　　　37

清明·螺蛳：清明螺，赛肥鹅　　　　　　41

清明·馓子：碧油煎出嫩黄深　　　　　　46

谷雨·香椿：雨前香椿嫩如丝　　　　　　50

谷雨·鲫鱼：鲜鲫食丝脍　　　　　　　　55

第二辑　夏之食

立夏·蚕豆：翠荚中排浅碧珠　　　　　　　61

立夏·咸鸭蛋：白如凝脂，黄似流丹　　　　65

小满·黄瓜：浮甘瓜于清泉　　　　　　　　71

小满·苦瓜：菜中有君子　　　　　　　　　76

芒种·杏：正是麦杏黄熟时　　　　　　　　81

芒种·鲤鱼：金盘脍鲤鱼　　　　　　　　　85

夏至·西瓜：下咽顿除烟火气　　　　　　　90

夏至·苋菜：笑侬只爱红水汤　　　　　　　95

小暑·鳝鱼：小暑黄鳝赛人参　　　　　　　100

小暑·莲藕：一弯西施臂　　　　　　　　　104

大暑·鸭子：大暑老鸭胜补药　　　　　　　109

大暑·冬瓜：消暑安康有枕瓜　　　　　　　113

第三辑　秋之食

立秋·茄子：乐而忘忧有紫袍　　　　　　　121

立秋·泥鳅：秋风起，泥鳅肥　　　　　　　126

处暑·鲈鱼：惟有莼鲈堪漫吃　　　　　　　131

处暑·石榴：七月半，石榴当饭 135

白露·红薯：香甜软滑是红苕 140

白露·鸡：呼童烹鸡酌白酒 144

秋分·螃蟹：秋风响，蟹脚痒 149

秋分·山楂：玉盘横卧胭脂果 153

寒露·板栗：黄花粟里秋光满 159

寒露·百合：风吹百合香 164

霜降·柿子：红颜未破馋涎落 169

霜降·银耳：菌中有明珠 174

第四辑 冬之食

立冬·羊肉：金鼎正烹羊 181

立冬·豆腐：百沸汤中滚雪花 186

小雪·山药：削数片玉，清白花香 190

小雪·荸荠：地栗何足数 195

大雪·腊肉：年猪金玉透香来 200

大雪·柑橘：最是橙黄橘绿时 205

冬至·甲鱼：最美不过五味肉 210

冬至·饺子：好吃不过饺子　　　　215

小寒·白菜：白菘类羔豚　　　　　219

小寒·腊八粥：只将食粥致神仙　　224

大寒·萝卜：土酥赛人参　　　　　228

大寒·年糕：万事如意年年高　　　232

第一辑　春之食

立春·韭菜：春来一刀韭

立春，一年中大自然的第一个节气，也是万物复苏的节气。此时，经历了冬日严寒的餐桌也开始热闹起来，丰富起来。在春寒料峭、百蔬萧条的早春，韭菜以特有的辛香馥郁、鲜嫩碧绿，赢得了"春菜第一美食"之称。立春吃韭菜，吃的是新年的头茬美味，亦可借其辛辣之味驱除五脏积攒的浊气，解馋亦养身，养身亦养心。

早春，初生的韭菜吸收了一个冬天的营养，茎叶粗壮，吃起来鲜嫩无比。古时候，春初早韭是无比名贵的菜蔬。《南齐书·周颙传》中，文惠太子问周颙："菜食何味最胜？"周颙曰："春初早韭，秋末晚菘。"可见春韭的美味。先秦时，人们虔诚地用春韭、羊羔来祭祖。对诗人杜甫来说，韭菜是款待客人的珍馐，用初春的韭菜拌以小米做成的饭，那味道好极了，所以他写下了千古流传的"夜雨剪春韭，新炊间黄粱"。

韭菜有一股子辛香的气味，像李渔在《闲情偶寄》中描述的那样："芽之初发，非特不臭，且具清香。"韭菜可单食，炒，煎，做馅包饺子、炸菜合，亦可与其他食材炒食，如禽畜肉、蛋类，又如海鲜、河鲜、豆制品等。韭菜炒河虾，是极妙的搭配：韭菜切成一寸来长的段，配上小河虾，用大油、大火翻炒。小河虾被炒熟后全身通红，衬以翠绿的韭菜，犹如无数红莲点缀在绿荷之中，食之鲜香柔嫩，一如春天的滋味。

印象中，韭菜馅的饺子堪称天下之最：将韭菜、鸡蛋、豆腐、粉丝、虾皮等聚合在一起，黄、绿、白相间，让人看了涎水直流。有时，趁母亲不注意，赶紧盛上几勺馅，放进嘴里，那速度犹如神助。等到饺子出锅，更是大快朵颐。每一次，都吃得我肚子圆滚，那种满足的幸福感是难以言说的，也是千金不换的。那些张开口的饺子，母亲总是留给自己。点点韭菜的绿意浮在汤面上，和汤一起热腾腾地喝下肚。

韭菜合子亦是诸多人的至爱，尤其是选用春季的头刀韭菜做馅，香气更加浓郁。韭菜合子要趁热吃，这样吃起来，表皮金黄酥脆，馅心韭香脆嫩，让人停不了口。一次去外地，抵达目的地时，天刚蒙蒙亮，我饥肠辘辘，眼睛如贼般四处扫射。刚好，车站旁边有一个炸韭菜合子的摊子。于是乎，在摊主的目瞪口呆中，我竟然一口气吃了五个，那真是一种香到心、香到肺的感觉。

相较于北方人的吃法，南方人好把韭菜清炒，或是用来煲汤，且各得其妙。广东有名为"韭菜煮猪红"的美味：猪红用沸水煮开，捞起，用冷水浸一下，切成小块；接着起锅，把猪红稍稍煸炒，加水，放入姜蓉、胡椒粉、食盐等；开锅后放入切成小

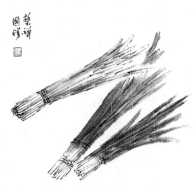

　　对于寻常人来说，韭菜花是一种吃食；对于文人雅士来说，吃
韭菜花被上升为一种雅事。

段的韭菜，稍煮一番，熄火，食用。清润鲜美，补益润肠，老少皆宜。

韭，其发音为久，《说文解字》里解释道："一种而久者，故谓之韭。"因此，韭菜又名长生菜，割完之后可以再生，元代《农书》说："剪而复生，久而不乏也，故谓之长生。"古人喜将韭菜作为祭祀之物，有保佑子孙永远昌盛的寓意。小时候，爷爷在菜园里栽了两垄韭菜，常吃不败。割完之后，三五天过去，重返韭菜地，你会大吃一惊：什么时候韭菜又长得这么高了？

韭菜是一种平民化的蔬菜，几乎随时都能割一茬。寻常人家来了客人，割一把，炒上三五个鸡蛋，就是待客的佳肴。可是夏天的时候，人们较少吃它。在我老家，流传着"六月韭，臭死狗"的俗语。此时，韭菜不好吃，却可以食韭薹。韭薹可素炒，可荤炒。韭薹炒肉丝，韭薹的辛辣香与肉的香味相互融合，妙不可言。

韭菜亦开花，虽然小巧，也是极美的，且可以炒食。韭菜花最妙的吃法是腌制成酱，那是涮羊肉必不可少的佐料。元诗人许有壬爱极了韭菜花的味道，丝毫不吝对它的溢美之词："西风吹野韭，花发满沙陀。气较荤蔬媚，功于肉食多。浓香跨姜桂，余味及瓜茄。我欲收其实，归山种涧阿。"韭菜花亦不负其盛赞，独有一番滋味。汪曾祺在《韭菜花》一文中写道："曲靖韭菜花是白色的，乃以韭花和切得极细的、风干了的萝卜丝同腌成，很香，味道不很咸而有一股说不出来淡淡的甜味。"

对寻常人来说，韭菜花是一种吃食；对文人雅士来说，吃韭菜花被上升为一种雅事。历史上最有名的是五代的杨凝式，他留下了著名的书法作品《韭花帖》，大大提升了韭菜花的地位。杨凝式收到朋友赠送的韭菜花之后，特写下了千古佳文："昼寝乍兴，辄饥正甚，忽蒙简翰，猥赐盘飧。当一叶报秋之初，乃韭花逞味之始。助其肥羜，实谓珍羞。充腹之余，铭肌载切。谨修状陈谢，伏惟鉴察。谨状。"虽然只是短短的几十个字，却堪称史上最美味的书帖。

韭菜味美，更是一味药用价值颇高的中药。《本草拾遗》中称其："此物最温而益人，宜常食之。"南朝陶弘景在《名医别录》中写道："味辛，酸，温，无毒。归心，安五脏，除胃中热，利病患，可久食。"对男士来说，韭菜是大补之物，是了不起的"起阳草"。在满足口腹之欲的同时，还可以调理身体，可谓是一举多得，又何乐而不为呢？

韭菜作为具有辛辣香味的蔬菜，具有不可抵挡的魅力和诱惑。"春已归来，看美人头上，袅袅春幡。无端风雨，未肯收尽余寒。年时燕子，料今宵梦到西园。浑未办、黄柑荐酒，更传青韭堆盘？"这是辛弃疾在《汉宫春·立春日》词中描述的宋人食韭的独特风情，让人无限向往。

在春寒料峭的立春时节，来一盘辛辣、鲜香的韭菜，当不辜负春之滋味！

立春·河豚：且持卮酒食河豚

河豚是鲜腴肥润之物，自古以来，被誉为"天下第一鲜"。初春时节，春水泛滥，河豚最为肥美，正如谚语所言："立春出江中，盛于二月。"此时，若是不去品尝一番河豚的美味，当真是一种遗憾。于是乎，饕餮之徒也好，生活在世俗烟火中的凡夫俗子也罢，立春时节吃河豚就成了一种时尚，成了绝妙的舌尖体验。

河豚古名肺鱼、河鲀等，其鱼体较短，呈纺锤状，头腹肥大，尾部较细。腹部为乳白色，内有气囊，遇敌害时，能吸气膨胀如球，全身上下棘刺怒张，使敌不敢侵犯，也成了人们捕捉它的致命弱点。所以，河豚又名吹肚鱼、气泡鱼、鸡泡鱼等。它不仅仅有鱼味，还有某种畜类的滋味，因此又被称为河豚，食之粘口，胶质浓厚，味觉美感远胜于鱼翅、海参，古谚有云："不食河豚，焉知鱼味？食了河豚百无味。"

河豚，一种带有神秘色彩的美味，一种让所有的美食家都抵挡不住其诱惑的美味。河豚也是一种有个性的美味，它的个性在于它的鲜美，也在于它的剧毒。正是因为它的美味、它的剧毒，河豚成了"致命的诱惑"，引无数名人雅士竞折腰。相传，吴王夫差与西施在品尝河豚时，其汤洁如丰乳，丰腴鲜美，夫差对那种入口即化、美妙绝伦的感觉，不知该如何形容，遂妙用比喻："爱姬玉乳可比之！"于是，"西施乳"的雅号就在民间盛传开了。

从此，如此有个性的河豚成了风雅之物，好食者前仆后继。苏轼在吃荔枝时，还对河豚念念不忘，写道："先生洗盏酌桂醑，冰盘荐此赪虹珠。似开江鳐斫玉柱，更洗河豚烹腹腴。"梅尧臣曾专门作了《范饶州坐中客语食河豚鱼》诗："春洲生荻芽，春岸飞杨花。河豚当是时，贵不数鱼虾。"最有趣的是清人秦荣光，他在诗中写道："一部肥拼一裤新，河豚出水候初春。"说的是有人喜食河豚，竟不惜典当自己的新裤子，令人忍俊不禁。

在许多人的印象里，河豚产于长江中下游沿岸，其实天津的渤海湾等地亦盛产河豚，清乾隆年间的《天津县志》记载："脊血及子有毒，其白名西施乳，三月间出，味为海错之冠。"河豚之所以被定义为江南的风味美食，是因为长江下游沿岸的城市把食河豚演绎到了极致，形成了让人惊叹的饮食文化。长江下游的扬中、江阴、靖江等地盛产河豚，春天到这些地方吃河豚就成了让人欲罢不能的享受。

一年春天，我应朋友之邀来到了江阴。江阴，一座筑于长江边上的城，也是一座以吃河豚闻名的城。美食大家汪曾祺曾说

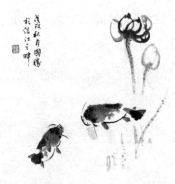

　　河豚，一种带有神秘色彩的美味，一种让所有的美食家都抵挡
不住其诱惑的美味。

过："江阴当长江入海处不远，产河豚最多，也最好。"可是他在后面接着说："我在江阴读书两年，竟未吃过河豚，至今引为憾事。"老先生因为河豚的毒而不敢轻易尝鲜，错过了河豚的美味，后来竟引为一生的憾事，亦从另一个方面证明了河豚的美味。

来到江阴，我没有步汪老先生的后尘，以绝大的勇气享受了河豚的美味。在朋友的带领下，来到了一家以烹食河豚而出名的老馆。菜馆中以河豚命名的菜肴有十余种，如凉拌河豚皮、红烧河豚、河豚烧竹笋、白煨河豚、吊锅河豚等，令人目不暇接。当时，流行的吃法是"一豚三吃"，先红烧，后烧秧草，最后泡饭。

在急不可耐的等待中，朋友聊起了河豚的趣事。没过多久，红烧河豚上桌了，四条躺在盆里的河豚约有半尺来长，无比之肥硕。因为红烧，鱼皮像厚厚的胶肉和走油皮肉似的，酱红色，甚是诱人。紧随其后的是一锅河豚汤，望着那浓浓的淡白色的鱼汤，一股鲜美味顿时在鼻端升腾。闻着鱼香，口水似乎在每个人的嘴里打转。可是由于心理作用的原因，大家迟迟不敢举箸。

为了打消我们的疑虑，朋友说起了烹食河豚的方法。河豚的毒素集中在卵巢、肝、血液、皮肤等处，烹制起来很有讲究，从清洗到烹饪，都需要经过专业培训的厨师完成。经过多年的实践操作，人们在烹制河豚时，也有一套安全的手法。趁鱼鲜之时，剖腹去脏，然后加盐、矾搓去黏液，再反复冲洗，至鱼肉雪白无血丝时即可安全食用。朋友边说边拿起了勺子，先行试吃起来。

朋友的行为，让我想起了吃河豚的一则典故。在长年累月的沿袭中，吃河豚成了一种堪称奇特的习俗。烹制好的河豚端上桌时，厨师要当着食客的面，先行试吃，半小时后没有中毒现象，食客们再举箸享用。当时我还因为这个习惯，对河豚充满了好奇，究竟是怎样的一种美味，竟有这么大的吸引力。看到朋友的行为，大家彼此对视一笑，不再多想了，遂拿起筷子，享用起来。

夹一筷子鱼肉放进嘴里，只觉得舌尖全是鲜美之味，口感柔滑，胶质似的皮咬上去甚为独特，嚼在嘴里既有点糯糯的，又有点一粒粒的小刺感，是极妙的体验。食完红烧的河豚，又喝起了浓白色的鱼汤。雪白的鱼肉，鲜美的鱼白，它们融合在稠浓的原汁里，香气四溢，鲜味十足。那种柔嫩的美是任何语言都不能表达的，也是食河鲜的独特体验。

因为品尝了河豚的美味，先前的饕餮大餐也没有了味道，没有了吸引力。大家的味蕾被那一盆盆河豚所折服，两位朋友在不过瘾的情况下，竟然将剩下的鱼汤一分为二地给瓜分了，喝完之后，咂巴咂巴嘴，一副意犹未尽的样子。于我而言，吃河豚是一次难得的味觉享受，更是一种心理上的满足，毕竟没有"拼死吃河豚"的决心是不敢举箸的，那需要极大的勇气，否则汪曾祺老先生也不会留下遗憾了。

"蒌蒿满地芦芽短，正是河豚欲上时。"河豚是一种带有神秘色彩的美味，也是集剧毒与美味于一身的神奇之物。每年的春天，它都会来搅动我们的味蕾，那鲜美的味道醉了舌尖，更闪耀着璀璨的传奇色彩，那滋味亦会长久地留在每个人的心里。

雨水·竹笋：笋味清绝酥不如

立春过，雨水至。

春雨过后，一茬茬的竹笋如利剑一般破土而出，古人称之为"龙孙春吐一尺芽"，颇为形象。新出的竹笋饱满水灵，鲜爽素净，散发出的是纯粹的自然滋味。因为清新鲜美，笋成了肴中珍品，也成了蔬菜中的至美之物，就像李渔称赞的那般："此蔬食中第一品也，肥羊嫩豕，何足比肩。"

雨水时节，宜于调养脾胃、祛风除湿。春笋味甘、微寒，具有清热化痰、益气和胃等功效。《本草纲目》里说里称笋"消渴，利水道，益气，可久食"。竹笋的纤维素含量极高，可以减少人体对脂肪的吸收，加快肠蠕动，促进消化吸收，减少高血脂等有关疾病的发病率，是极为理想的保健食品。竹林丛生之地的人多长寿，与经常吃竹笋有极大的关系。

笋是竹子的嫩茎，一年四季都有，唯有春笋味道最佳，凉拌、煎炒、熬汤均可。那是春寒乍暖时的清香，是含苞待放的鲜嫩，一盘春笋入口，足以让人回味无穷。小时候，老宅的院墙外是一方水塘，边上长满了竹子。有竹便有笋，每年春天，笋就成了鲜美的"蔬中尤物"。母亲将笋做成了多种美味，凉拌，干煸，烧肉，煮粥，煲汤等不一而足，每一种都让我如饮佳酿，欲罢不能。

笋最简单的吃法，用沸水焯一下，切成丝，加入食盐、香油、醋等作料，搅拌均匀即可，吃起来清清爽爽，异常可口，是佐酒的佳肴。母亲常做酱烧笋，所用的酱是自家晒制的面酱，烧出的笋色泽鲜亮，无比诱人。我喜欢春笋腊肉：将腊肉放入热水中煮至八分熟，再用热油将笋片煸至焦黄，放入腊肉同炒，最后加入鲜椒、蒜苗即可。此道菜既有腊肉的醇厚香味，亦有春笋的清脆适口，是极妙的下饭菜。

吃不完的笋，可以做成笋干储藏起来，随食随取。笋干的加工颇为简单，用文火把沸水煮过的笋肉熏干即可。笋干硬硬的，吃之前要用清水浸泡一两天，变软后，方可食用。记得在冬天的时候，家家户户都要买上一个猪头，或卤或炖。炖猪头时，母亲要放些笋干。经过长时间的炖煮，笋似乎融化在汤里，喝上一口，那滋味是美美的。

笋作为人间真正有味的佳品，深受人们的青睐。早在三千多年前，人们已经知其为绝美之物。《尔雅》一书里有"笋，竹萌"的记载。《诗经》里也有诗曰："其籁维何，维笋及蒲。"由此可见，笋在人们嘴边以及心中的地位。从此，发于春雨之后的笋，以其清香的风味给人以无限的遐想。

古往今来，与笋有关的文字数不胜数，灿若星辰。北宋僧人

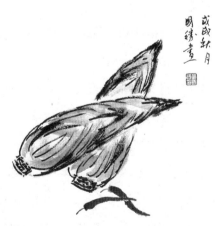

笋是清淡的，可是在清淡的味道里，却有着天下至美的味道。

赞宁专门撰写了一部洋洋洒洒的《笋谱》，记述了近百种竹笋的形态和习性，并对历代流传的烹制笋的经验进行了总结，他说食笋的要点，如同治药，得法则益人，反是则有损。采笋，一日曰"蒚"，二日曰"箊"，见风则触本，坚。入水则浸，肉硬脱壳，煮则失味。千年的时光已逝，可是今天读来，仍不失为经验之谈。

笋是历代文人的喜好之物，李贺、李商隐、苏轼等都留下了与之有关的诗文。郑板桥将笋与江南的时鲜鲥鱼相提并论，"扬州鲜笋趁鲥鱼，烂煮春风三月初。"袁枚在《随园食单》中记载了诸多笋的美味，如煨三笋、问政笋丝、笋脯、玉兰片、人参笋等等，让人读完之后，贪馋不已。漫画大家丁聪曾作一幅《笋烧肉》，中间一位服务员端着一盘笋烧肉，左边是峨冠博带的苏轼，右边是举着筷子的郑板桥，将两个对笋情有独钟的人描绘得惟妙惟肖，各具风韵。

笋是清淡的，可是在清淡的味道里，却有着天下至美的味道。美食大家李渔用八个字概括了笋的最好吃法："素宜白水，荤用肥猪。"白水煮笋，便自有一番风味，太多的调料反而会损坏笋本身的鲜美。如果要佐以荤菜，则要选用肥猪肉。肥肉有甘味，更能增加其鲜味。有的厨师在上菜时，将肥肉去掉，只留笋与汤上桌，虽不见肉，其实肉的味道早已浸润其中，异常可口。

有一次去皖南访友，朋友是名副其实的饕餮之徒。他正巧从山上挖了些新笋，遂亲自下厨，炮制了一桌全笋宴，有凉拌笋丝、竹笋炖鸡、竹笋鱼片、竹笋烧肉等，最后是一碗清爽的竹笋粥，让人联想起"春风又绿江南岸"的美妙。

焯笋的清汤，朋友亦舍不得丢掉，用其话说是"堪为大用"。烹制菜肴时，朋友会舀上一勺笋汤，以增其鲜味。因为那一勺笋汤，每一道菜似乎都进行了一场蜕变，鲜香，爽口。那一顿饭吃得众人口齿留香，一位朋友当场即发出了"何以君子远庖厨"的感慨。

江南一带，有名为腌笃鲜的佳肴，将鲜肉、咸肉、春笋以悄无声息的慢火煨煮而成。鲜肉多用五花肉（考究点的用猪前蹄），用滚水焯一下，煨至半熟时加入笋块、腌肉，再"咕嘟咕嘟"地煨上一两个钟头。煨到火候的腌笃鲜，鲜香爽滑，足以把人的眉毛鲜掉下来，是江南最有代表性的春之风味。

笋是蔬菜中的极鲜之物，也是一种最有自然味道的食材。林语堂先生曾说："竹笋之所以深受人们青睐，是因为嫩竹能给我们牙齿以一种细嫩的抵抗。品鉴竹笋也许是辨别滋味的最好一例。它不油腻，有一种神出鬼没般难以捉摸的品质。"寥寥数语，实在是精要之谈，写出了爱笋人的心声，让人回味无穷，萌发出大吃竹笋的渴望。

雨水过后，竹笋上市，"吃春"的日子又来了。清人有诗云："夜打春雷第一声，满山新笋玉棱棱。买来配煮花猪肉，不问厨娘问老僧。"虽有些调侃之意，却道出了竹笋的魅力，似乎只有将它变作盘中佳肴，才会真正品尝到春天的味道。

雨水·枸杞芽：芽苞初开光彩鲜

"东风解冻，散而为雨。"雨水时节，草木萌动，芽苞初绽，是贪嘴者大肆享用春芽的日子。春日，可食用的春芽数不胜数，枸杞芽、荠菜、马兰头等，鲜嫩爽净，似乎弥漫氤氲着一层水汽。枸杞芽作为可菜可药的春芽，亦是常食之物，口感极佳，吃起来先苦后甘，风味独特。

枸杞，多年生的矮小灌木。每到雨水时节，发出嫩嫩的新芽，人们俗称为枸杞头，或称天精头、地仙苗，名字就透着一股子灵气，让人食欲大开、胃口大增。雨水时节的枸杞芽异常之鲜嫩，用手都能掐出水来，很多人喜欢以它为食，吃法也各有千秋，凉拌，素炒，做羹，佐以鸡蛋等等。无论哪一种吃法，都让人口齿噙香，似乎把无限的春意咀嚼在唇齿之间。

枸杞芽是一种古来就广为食之的野菜，《诗经·小雅》有诗云："陟彼北山，言采其杞"，《山海经》有云："虖勺之山，其下多杞"。《本草图经》记载道："枸杞……今处处有之。春生苗，叶如石榴叶而薄软堪食。"刘禹锡、苏轼、陆游等雅士对它亦情有独钟，它也多次出现在他们的诗里、词里。陆游在《玉笈斋书事》中写道:"雪霁茆堂钟磬清,晨斋枸杞一杯羹。"苏轼更是将枸杞叶称作"神药",他在《后杞菊赋》中写道:"吾方以杞为粮,以菊为糗。春食苗,夏食叶,秋食花实而冬食根,庶几乎西河南阳之寿。"

宋人林洪在《山家清供》记录了一种名为山家三脆的吃食:"嫩笋、小蕈、枸杞头入盐汤灼熟,同香熟油、胡椒、盐各少许,酱油、滴醋拌食……或作汤饼以奉亲,名'三脆面'。尝有诗云:'笋蕈初萌杞采纤,燃松自煮供亲严。人间玉食何曾鄙,自是山林滋味甜。'"春日的笋、茭白、枸杞芽均为鲜嫩爽口之物,如此拌食,当真是妙不可言。

小时候,枸杞树随处可见,河沟旁、菜园里、旷野处,都能看到它的风姿,叶片翠绿而稠密。树干枯而瘦,上面长满了坚硬的刺,稍不注意,有针扎般的危险。芽叶采摘回来后,要小心翼翼地将上面的刺摘掉,以防扎到嘴巴。再将芽叶洗净,晾干水分,就可以按照喜好进行烹食。

枸杞芽,最省事的吃法是凉拌。用开水焯一下,沥干水分,切碎装盘,浇上香醋、香油,撒上些盐,拌匀即可。嗜辣者,可以放些碎红辣椒,红绿相间,色、香、味俱佳;或是拌以豆腐,一清二白,养眼养心。正如美食大家汪曾祺在《故乡的食物》中所说:"枸杞头可下油盐炒食;或用开水焯了,切碎,加香油、酱油、醋,凉拌了吃。那滋味,也只能说'极清香'。春天吃枸杞头,可以清火,如北方人吃苣荬菜一样。"

枸杞芽宜素炒，香美细嫩的口感中，带有一丝丝回味悠长的清苦，隐隐约约，恰到好处，如啜饮春日的龙井新茶。在《红楼梦》里，枸杞芽是难得的爽口吃食。薛宝钗、探春吃腻了山珍海味，就向厨房要了一道"油盐炒枸杞芽儿"，用以解馋。枸杞芽也宜烧汤做羹，将油锅烧至六七成热，加葱末、姜末煸出香味，注水烧开，放入盐等调味品，再放入焯过的枸杞芽，最后加入鸡蛋花，汤味极其鲜美。

幼时，我喜欢吃枸杞芽菜饼，将焯过水的枸杞芽切碎，拌上鸡蛋、面粉，拍成巴掌大的馅饼，放入油锅里煎熟，酥软鲜香。菜饼可当饭，可当菜，吃上三四个，饿瘪的肚子顿时圆溜溜起来。后来，随着越来越多村庄的消亡，很难觅到野生的枸杞树。一次，在马路边无意中看到有人在售卖枸杞芽，我不由得加快脚步去买，生怕被别人抢走了似的，惹得身边的朋友大笑不已。

枸杞芽亦可熬粥、烧酒、泡茶，南宋《奉亲养老书》中有用枸杞芽熬粥的记载："枸杞菜（半斤切）、粳米（二合），上件，以豉汁相和，煮作粥。以五味葱白等，调和食之。"此方可以用来"治五劳七伤，庶事衰弱。"我曾试着煮了一次，白粥里点缀着细碎的青绿，像春日里的嫩柳新叶，卖相甚佳，吃起来又香又滑。从此，我彻底地爱上了枸杞芽粥，只要采到枸杞芽，定会留出来一些，用来煮粥解馋。

初春是阳气生发之时，宜养肝调脾。枸杞芽味甘微苦，性凉，入肝、脾、肾经，具有补虚益精、清热祛风、养肝明目、生津止渴的功效。古代医家对枸杞芽的食养功效称赞颇多，常食有延缓衰老之疗效。季羡林先生亦对它宠爱无比："在不经意的时候，总有一棵苍老的枸杞树的影子飘过。"

枸杞树全身都是宝，苏轼在《小圃五咏·枸杞》中称其"根茎与花实，收拾无弃物"。其果实以干品入药，以色鲜、粒大、籽少、肉厚、味甘而驰名。《本草汇言》记载："枸杞能使气可充，血可补，阳可生，阴可长，火可降，风湿可去，有十全之妙焉。"以枸杞配成的中药，经世延传的古方颇多，枸杞也因此被誉为"长生果"。

"春采枸杞叶，名天精草；夏采花，名长生草；秋采子，名枸杞子；冬采根，名地骨皮。"随着季节的推移、转变，可以变着法子地享用枸杞的美味。红枸杞最为人们所熟知，从北到南都能见到它的身影。煲汤，泡茶，炖菜，煮粥，红艳艳的枸杞如宝石般点缀其间，虽寥若晨星，却姿态鲜明，耀人眼目。此外，亦有黑枸杞，如黑色的珍珠，冲水后呈深紫色，如梦如幻。

六七月份是枸杞子成熟的季节，一粒又一粒，像珍珠、像玛瑙挂满树枝，如诗人所言"杞树珊瑚果"。饱满，水灵，红彤彤的，亮晶晶的，鲜艳夺目，似乎有光泽在闪烁，像刚浸过水一般。我看着那晶莹剔透的红艳艳的果子，情不自禁地摘一粒塞进嘴里，透过薄薄的皮，甘甜、清香的气味让人陶醉。

春日食春芽，《黄帝内经》说要"食岁谷"，就是要吃时令食物。枸杞芽是春天才有的食材，不是四季可得之物，因此而珍贵。在阳光暖暖、万物萌发的春日，面对一盘碧绿的枸杞芽，品尝到的不仅是春芽的清香与鲜嫩，更是春天的甘美与馨香。

惊蛰·荠菜：春来荠美忽忘归

惊蛰之后，草木舒横，春天的气息越发明艳迷人。气温回暖，荠菜和心中那份朴素的感情一样羞羞答答地生长起来。惊蛰时分的荠菜最为清鲜，带着春气儿，也带着水灵灵的香气儿。荠菜有园种蔬菜所缺少的清香，虽是一勺之微，却带有自然的清新，吃起来别有滋味。

初春三月，田埂地头，溪边河畔，都能觅到荠菜绿莹莹的足迹，如绿宝石般耀眼。荠菜棵儿小，贴着地皮长，一簇簇，一团团，碧绿青翠，叶瓣上长有密密的细小绒毛，看似不起眼，吃起来却极其鲜美。荠菜之味胜过苦菜、马齿苋之类的野菜，较之白菜、菠菜也别有一股清香，《素食说略》称"荠菜为野蔬上品，煮粥作齑，特为清永，以油炒之，颇清腴，再加水煨尤佳。"

荠菜是最亲近民间的野菜，其身影遍布南北各地。春寒料峭中，路边，野地，沟畔，随处可见。荠菜也是属于乡野的植物，有名为护生草、稻根子草、地菜、小鸡草、鸡心菜、地米菜、菱闸菜、花紫菜等，真纳闷古人怎么会想出如此多的朴素有趣的名字。《通志·昆虫草木略》给出的解释是："荠之菜甚小，自生园圃，其实曰蒉。"《诗经》云"其甘如荠"，谓此菜之美也。

荠菜叶嫩根肥，鲜润香口，为野菜中的上品，历来受到人们的青睐，苏轼称其"天然之珍，虽小甘于五味，而有味外之美"。又有诗云："时绕麦田求野荠，强为僧舍煮山羹。"生平嗜好素食的陆游更是对它喜爱有加，也不吝笔墨，为之赋诗写词，如"唯荠天所赐，青青被陵岗"，又如"日日思归饱蕨薇，春来荠美忽忘归"。

荠菜岁岁都有，贫也好，富也罢，都可采来当蔬菜食用。唐代的春盘，宋代的春饼，主要食材都是荠菜，可见其在古人眼里、心中的地位。清初的《燕云杂记》如此记载："荠菜遍生于野外，穷民采之，清晨载以小筐，鬻于市上，味甚甘脆。"荠菜虽发迹于民间，亦赢得了皇家的青睐，《玉壶诗话》中有则故事，宋太宗问臣下："食何品何物最珍？"臣子对曰："食无定味，适口者珍，臣止知荠汁为美。"

荠菜的吃法，如它的生长，随心随性，充满了野趣。荠菜烧汤，煮后依然碧绿青翠；剁碎了，放入小粒豆腐干，用香油冷拌，清淡中有异香；与谷物制作羹粥，有天然之味；炸春卷，外酥脆，内香嫩；包馄饨、饺子，鲜香无比。不管哪种吃法，都让你欲罢不能，民间因此有"吃了荠菜，百蔬不鲜"的谚语，生动又真实。

荠菜的生长没有地域性的限制，可是因文化的差异，南北方的吃法不尽相同。北方人喜欢将它与鸡蛋、粉丝、豆腐等做素馅，蒸包子。小时候，每次我都倚在厨房的门槛上，焦急地等着包子出锅。当屋子里飘逸着荠菜的清香味，就意味着包子熟了。那留在嘴边的馨香，多年以后还能咂到。南方人喜用荠菜和肉做馅，包馄饨，用来供奉神灵、打牙祭。如今，供奉的习俗几乎消失，可是荠菜肉馅馄饨仍为人们所喜爱。

荠菜是美味的蔬菜，亦是养生的佳品，民间有"春食荠菜赛仙丹"的说法。可见，荠菜是佳肴一碟，亦是灵药一方。荠菜像菜中的甘草，平和朴实，有凉血止血、健脾利水等功效。《本草纲目》中记载荠菜："甘温、无毒，利肝中和，明目益胃。根叶烧灰，治赤白痢，极效。"

民间习俗中，荠菜也颇有地位，其花可驱逐蚂蚁、蚊虫，插在发上，能起到明目的作用。长江中下游地区有民谣："三月三，荠菜花赛牡丹，女人不戴无钱用，女人一戴粮满仓。"荠菜与"聚财"谐音，每年三月初三，人们将鲜荠菜洗净，捆扎成束，放入鸡蛋、红枣等，煮上一大锅，全家都吃上一碗，预示在新的一年里吉祥发财、祛病消灾。

小时候，每到春天，孩子们三五结伴，挎着小筐，带着小铲，来到残留着头一年高粱秸、玉米秸的春地里挖荠菜。暖洋洋的阳光照在身上，春风温和地吹拂着脸面，惬意极了。一会儿工夫，挖了满满的一筐。若是遇到甜茅根，赶紧掘了，到河里洗去粘在根上的土，含进嘴里嚼，一股带着苦味的清香刺激着味蕾，鲜嫩，清心，让人觉得春天到来了。

那时，除了荠菜，挖得多的还有灰灰菜，烹制起来也方便。洗净，用开水烫泡几分钟，晾干水分，撒上盐，拌点葱花，浇点香油，就是一道可口的佳肴。不易找到的是马兰头，这是一种像蒲公英一样的小植物，叶上有一层细毛。采回来后，放在开水里焯熟，像拌茼蒿一样，吃起来，自有一股子春天里山野的清香，让人油然而生一种爽心悦目之感。

春风吹，荠菜旺。荠菜伴我度过了童年、少年时光，带给我一种无法用言语述说的情愫，这种情愫一直隐藏在心底的某个深处，一不小心就会勾引出一大片汹涌澎湃的记忆海潮。野菜代表了一种朴素的生活，它能够唤醒我们对故园、对童年的怀念。只是，随着时光的流逝，这样的生活已很难重现了，我们只能在回忆中，一点点地安慰自己，让心灵回归自然。

"打了春，赤脚奔；挑荠菜，拔茅针。"荠菜，春天里大自然最好的馈赠。春天来了，在屋里闷了一冬的我们，赶紧走出家门，走到野地里，去挖荠菜，去呼吸新鲜空气，去看看早春新时，让身心俱适，让荠菜的清香唤醒沉睡的味蕾，收获一份美好与温馨。

惊蛰·鳜鱼：桃花流水鳜鱼肥

"昨夜江南春雨足，桃花瘦了鳜鱼肥。"惊蛰时节，雪冻消融，桃李初秾，春江鱼跃，肥美堪脍。鳜鱼，春日里最肥美的鱼，也是颇具名声的鱼，它以鲜嫩的肉质、香溢的味道、深厚的文化底蕴，成为人们的最爱。诗人张志和在《渔歌子》中留下了千古传诵的诗句："西塞山前白鹭飞，桃花流水鳜鱼肥。"

鳜鱼又叫鳌花鱼，南宋的《梦粱录》《武林旧事》等典籍中，称其为鳟鱼。李时珍对它的习性，描述得翔实而有趣："鳜生江湖中，扁形阔腹，大口细鳞，有黑斑，其斑纹无鲜明者为雄，稍晦者为雌，皆有鬐鬣刺人。厚皮紧肉，肉中无细刺。有肚，能嚼，亦啖小鱼。夏月居石穴，冬月偎泥释，鱼之沉下者也。"

鳜鱼重情重义，宋代的《尔雅翼》记有一则传说：渔翁钓到一条雄鳜鱼，数条雌鱼会舍身来救，"曳而不舍"，一次能牵起多条甚至十多条鳜鱼。鳜鱼是鱼鲜中的精品，刺少肉多，且肉质细嫩，炊熟后肉呈蒜瓣状，如蕴玉含珠，如白莲吐艳，瓣瓣紧凑，洁白胜雪，衬以其特有的鲜腴柔嫩，深受食客的喜爱。

鳜鱼的吃法颇多，在其生长的地域，都有一道甚至多道与之有关的传奇名菜，如清蒸鳜鱼、葱油鳜鱼、霉干菜烧鳜鱼、松鼠鳜鱼、乌龙鳜鱼、醋熘鳜鱼等。清代的菜谱《调鼎集》记录了十多种鳜鱼的做法，清蒸外，认为"炒片最佳，炒者以薄为贵"。清人屈大均在《广东新语》中有诗曰："鲳白鳝白鳜花香，玉筋金盘尽意尝。"

松鼠鳜鱼是苏州城的名吃，相传为乾隆皇帝六下江南时必品尝的美味。烹制时，将鳜鱼去骨，鱼肉刻上花纹，加调料稍微腌制，挂上蛋黄糊，用热油锅炸熟，最后浇上糖醋汁。热热的卤汁浇到鱼身上，发出尖细的声音，像松鼠在"吱吱"地叫，故得此名。松鼠鳜鱼色泽鲜红光亮，吃起来鲜嫩酥香，酸甜可口。

鳜鱼最独特的吃法当数徽菜中的臭鳜鱼。臭鳜鱼闻起来臭，可是吃到嘴里，你会发现它是如此的美味。鱼肉散发着腐败的臭味，却偏偏是那么鲜美独特，让人食后口齿生香，意犹未尽，念念不忘，堪称江鲜、湖鲜、河鲜菜中之极品。百多年来，臭鳜鱼一直长盛不衰，人们纷纷逐臭尝鲜，不亦乐乎！

因为臭鳜鱼的风行，古徽州地区甚至形成了"鱼不臭不吃"的风俗。臭鳜鱼多采用一斤左右的野生鳜鱼腌渍烹制，配以猪肉片、笋片等，小火红烧至汤汁浓缩，起锅时，鱼肉酥烂，香鲜透骨。经过与盐粒的缠绵，鱼肉变得更为密实，自然展开成百叶状，用筷子轻轻一挑，鱼肉便会整块剥落。夹上一筷子，蘸上香辣浓醇的酱汁，瓣瓣滑嫩，鲜香酥软。

第一次吃臭鳜鱼，我们一行人还闹了个笑话。鱼上桌时，闻着飘逸在空中的阵阵臭味，我们都不敢动筷子；在当地朋友的劝说下，才小心翼翼地尝了一口。初尝时，味道怪怪的，给人一种鱼变质的错觉；再吃时，那臭味就成了一种特殊的风味，愈吃愈美，愈吃愈让人回味。难怪李时珍将鳜鱼誉为"水豚"，以为其味鲜美如河豚。历史上，还有人将其比成天上的龙肉，也说明了鳜鱼的风味的确不凡。

在烹制前，将鳜鱼两面煎黄，以保持鱼肉不散。烹制时，放白糖、黄酒等，去腥、解腻、增香、提鲜。在湿热的气温下，部分蛋白质发生分解，产生黏液和淡淡的臭味，可是因伴随少量的氨基酸产生，增加了鱼肉的鲜味，这就是臭鳜鱼"闻着臭，吃着香"的道理所在。一边看着赏心悦目的粉墙黛瓦、依山就势的徽派建筑，一边吃着臭鳜鱼，足以让人不虚此行，也难怪汤显祖感慨道："一生痴绝处，无梦到徽州。"

鳜鱼寓意吉祥，鳜与"贵"谐音，鱼与"余"谐音，象征着富贵有余。因此，鳜鱼虽其貌不扬，却成为文人雅士、丹青妙手的心仪之物。陆游有诗云："朝来酒兴不可耐，买得钓船双鳜鱼。"春江水暖之际，诗人酒兴大发，急忙忙跑到河边，从钓鱼人手里买得两条鳜鱼，赶紧回家尝鲜。

汪曾祺被誉为"最后一位文人美食家"，老先生十分钟爱鳜鱼，他在回忆往事时写道："我在淮安吃过干炸鲑花鱼。活鳜鱼，重三斤，加花刀，在大油锅中炸熟，外皮酥脆，鱼肉白嫩，

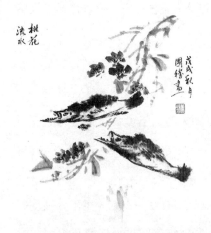

桃花
流水

　　鳜鱼，春日里最肥美的鱼，也是颇具名声的鱼，它以鲜嫩的肉
质、香溢的味道、深厚的文化底蕴，成为人们的最爱。

蘸花椒盐吃，极妙。"对鳜鱼的吃法，他也是如数家珍："鳜鱼刺少、肉厚。蒜瓣肉。肉细，嫩，鲜。清蒸、干烧、糖醋、作松鼠鱼，皆妙。氽汤，汤白如牛乳，浓而不腻，远胜鸡汤鸭汤。"读他这些文字，也是一种惬意的享受。

鳜鱼之所以味美肉嫩，与它的生活习性有关。鳜鱼喜欢生活在河、湖的底层，白天多侧卧于湖底凹坑，较少活动。夜间，鳜鱼在水草丛中四处游动，寻觅食物。其他鱼儿越冬时，基本停止了摄食，体内积贮的脂肪逐渐消耗；可是鳜鱼越冬时，则不完全停止摄食，到了春季桃花流水之时，鳜鱼也因此比其他鱼儿更加肥美。

鳜鱼肉质细嫩，极易消化。对儿童、老人及体弱、脾胃消化功能不佳的人来说，鳜鱼既能补虚，又不必担心消化问题。加之鳜鱼热量不高，且富含抗氧化成分，对于贪恋美味、想美容又怕肥胖的女士来说，也是极佳的选择。

清美食大家李渔有言："食鱼者首重在鲜，次则及肥，肥而且鲜，鱼之能事毕矣。"惊蛰时分的鳜鱼肉质细嫩，且肥，且鲜。在桃花盛开、江河水涨的明媚春日，肉味肥美的鳜鱼，足以挑动我们的味蕾，且让我们念念不忘！

春分·芹菜：云梦之芹有芳香

"春水渐宽，青青者芹。"春分之际，万物复苏，正是食芹菜的时节。芹菜，一种秀美的蔬菜，翡翠碧绿的茎如线条般流畅，擎起的叶盖像层层幔帐，细细端详，甚是眉目清秀、端庄可人，光滑青翠、清鲜凉爽的芹菜也因此成了春天一个精彩的注脚。

芹菜，一种很古老的菜，早已为先人所认识和食用。古时候，芹被称作葵、水英等，《尔雅》曾云："芹，楚葵。"芹菜是中国最早的四种蔬菜之一，距今已有两千多年的栽培历史，《吕氏春秋》称赞它："菜之美者，云梦之芹。"云梦之芹，多么美好、动听、诗意的名字。看着簇拥的芹菜生出一派绿色，是何等的快意！

芹菜分水芹、旱芹、西芹等，晋代的周处在《风土记》中写道："萍苹，芹菜之别名也。"李时珍有翔实的解释："芹有水芹、旱芹。水芹，生江湖陂泽之涯；旱芹生平地，有赤、白两种。二月生苗，其叶对节而生，似芎䓖。其茎有节棱而中空，其气芬芳。五月开细白花，如蛇床花。楚人采以济饥，其利不小。"

旱芹香气浓郁，被称作药芹。水芹鲜嫩，入目清新，入口香脆。诗人徐志摩曾以淡雅的笔墨抒发了对水芹的喜爱："水芹菜的全身都充满了一种特异的芳香，在小池塘抑或是小河旁，那一丛丛矮小的植株却有着诱人的景色，伞形细碎的白花，中空有棱的嫩茎……"读完诗人诗一般的描述，整个人似乎行走在早春的水边，满目温婉，满目诗意。

芹菜有一种特殊的香气，如同芫荽、芦蒿之类，是所有蔬菜中最为别致、最为亲切的一种，只要桌上有一盘芹菜，我就无比地兴奋，且胃口大开。印象最深的一次是我在南京的夫子庙游玩时，偶遇一小酒馆，招牌上用粉笔写了几个字：芹菜香干。字没规矩，歪歪地写，充满野性，却让人知味停步。整盘菜被端上桌来，在香干、椒丝的陪伴下，芹菜的香气悠然飘出，绵延不绝。

芹菜通身绿色，有长长的腰身，茎脉清晰可见。如果用手折断翠嫩的茎，晶莹透明的汁液会流到手上，散发出一股幽香。芹菜是一种可口的吃食，清爽可口，且吃法多样，可炒、可凉拌、可做饺子馅，也可做火锅的配菜。生活中，人们食用芹菜多以茎为主，素炒，或是佐以香干、肉丝等，均香鲜肥嫩，清脆可口。

芹菜最直接的吃法是凉拌，将新鲜的芹菜洗净，下到滚水里焯一下，滗干水分，切碎，或是拌以鸡丝，或是拌以卤过的黄豆，都是佐酒的佳肴。最喜欢黄豆芹菜，金灿灿的黄豆，碧油油的芹菜，在白玉般的盘子里交相辉映，再点缀些红艳艳的辣椒丁，活色生香。吃进嘴里，大豆的糯软，芹菜的清脆，也是良配，让人欲罢不能。

芹菜肉丝是一道弥漫着浓浓烟火气息的菜肴，也是一道风靡天下的菜肴。将芹菜切成寸许长短，放入沸水中焯一下，佐以肉丝翻炒。成菜后，芹菜依旧鲜嫩脆绿，清新如小家碧玉。装入素雅的餐具，最好是乳白或浅绿的纯净瓷盘，正好衬出芹菜的碧色，光是颜色就让人垂涎三尺。辛香、清脆、爽口的芹菜，最适合佐以黏稠的小米粥或者素净的清汤面，不知不觉中，菜光饭尽。

有一年去秦中出差，正是蔬菜缺乏的初春时节，我已经做好了菜比肉贵的准备，意外的是竟然吃到了一种通体嫩黄的芹菜，体会到了佛家所谓的"欢喜"。当地人称芹黄，相比较于碧绿的芹菜，芹黄烹制后，色泽鹅黄，动人也诱人。后来，无意中在《素食说略》看到了芹黄的记载："芹黄以秦中为佳，他处不及也。切段，同豆腐干丝炒之甚佳，只炒芹黄宜佳，或切段以水瀹之，盐、醋、香油拌食，尤为清脆。"

在我看来，那种带有独特味道的蔬菜是大自然的恩赐。我对芹菜有独特的好感，甚至是偏爱。每次路过菜市场，看到那些鲜嫩的芹菜，我总是忍不住捎上一捆回来。烹制时，把芹菜的茎与叶分开来做，茎可与香干、肉丝、百合等同炒。菜叶先焯一下水，捞起，拧干，切碎，或用来熬菜肉粥，或用来炒米饭，都是不错的选择。

自古以来，芹菜以强烈的芳香辛味赢得了人们的喜爱，其俊美的风姿一直在历史的册页上闪现。杜甫有诗云："盘剥白鸦谷口栗，饭煮青泥坊底芹。"高启以芹为题作诗曰："饭煮忆青泥，羹炊思碧涧。无路献君门，对案增三叹。"苏轼最爱食雪地里的芹菜，并为之赋诗曰："泥芹有宿根，一寸嗟独在。雪芽何时动，春鸠行可烩。"芹菜入诗，让人读来亦有一份新鲜的泥土芬芳。

苏轼是芹菜的忠实粉丝，他被贬黄州时，发现蕲州盛产芹菜，且烹食起来脆嫩味美。于是，穷困潦倒的苏轼顿时灵感乍现，怀想起家乡"贵芹芽脍，杂鸠肉为之"的习俗，遂发明了蕲芹春鸠脍，将斑鸠的胸脯肉与芹菜一起烹制，留下了一道美食，亦留下了一段佳话，引发后人无限的思考。

芹菜与读书人有关系。在古代，读书人有一个无比动听的名字——采芹人。相传，鲁国的学宫位于泮水之畔，每当学子高中，都会在泮池采些芹菜插在帽子上，再到孔庙祭拜，这样才算真正的读书人。对此，《诗经·泮水》有诗云："思乐泮水，薄采其芹。鲁侯戾止，言观其旂。其旂茷茷，鸾声哕哕。无小无大，从公于迈。"

芹菜亦是一种药食之物，《神农本草经》说："主女人赤沃，止血养精，保血脉，益气，令人肥健，嗜食。"这是因为，芹菜富含多种维生素和无机盐，经常食用，对贫血、高血压病人，颇有疗效。有一位同事，常以芹菜为食，花样百出，甚至将芹菜榨汁，那份痴迷令人惊叹。

　　"春水生楚葵，弥望碧无际。"在水意充沛的春日，清雅翠绿的芹菜开始鲜活起来，天地间开始弥漫着芹香，芬芳如梦又如云，无限美哉！

春分·河蚌：春来尽享美人舌

春天是河蚌最肥美的季节，经过一个冬天的蛰伏滋养，此时的河蚌肉鲜味美，营养、口感都极佳，且具有清热解毒、滋阴明目的功效，民间素有"春天喝碗河蚌汤，不生痱子不长疮"的俗语。

河蚌，又名河歪、河蛤蜊、鸟贝等，一种常见的贝壳类水生动物，以滤食藻类为生。河蚌生活在淡水湖泊、池沼、河流的底部，喜欢将自己半埋在泥沙之中。蚌壳坚硬，形状如人的手掌，呈黄褐色、深绿色或黑色。据说河蚌越老，外壳的颜色越深、越黑。壳上的纹线犹如人的指纹，一圈又一圈。在民间，传说那种黑壳的大河蚌是不能吃的，因为它们可能已经成了精怪，是碰不得的。

在春水欲涨的时节，行走菜市场，经常会遇到售卖河蚌的摊贩，用不着吆喝，欲买者就围了上去。河蚌是连壳卖的，称好后，摊贩麻利地将蚌肉完整无损地取出来，肉呈乳白色，颜色光亮。挑选河蚌也颇有讲究，绝非个头越大越好，中等大小的河蚌最为鲜嫩，不会过于肥腻。此外，新鲜河蚌的蚌壳富有光泽，闭得紧，用手不易掰开，闻之则无异臭、无腥味。

河蚌肉水淋淋的，肥嫩嫩的，异常柔软滑爽。烹食起来，味道鲜美，为筵席上的佳肴。民间有鹬蚌相争的故事，相传鹬为了吃上一口鲜美的蚌肉，不惜冒着被蚌壳夹住的风险，故而有了"鹬蚌相争，渔翁得利"的典故，由此可见蚌肉的鲜美。蚌肉在烹制之前，先用刀背或擀面杖拍打蚌肉，拍到发软为宜，便于煮食。否则，煮熟的蚌肉像橡皮筋，难以嚼烂。

河蚌的烹食方法颇多，可生吃，可爆炒，可炖煮，每一种方法，都有独特的自然之味。原汁原味的吃法是生吃，佐以芥酱和豉油，入口清鲜，爽甜而无腥味。如果怕吃生肉，可以在热汤中涮一下，吃起来鲜嫩爽口。此法简单，独独对刀工要求极高，需要将蚌肉片成薄片，否则口感会差上许多。

河蚌亦可以与其他食材搭配食用，青菜、五花肉、豆腐、菠菜、韭菜、咸肉、猪肚等均可。若与菠菜同煮，碧绿青翠的菜叶，配上微黄嫩滑的蚌肉，交相映托，鲜润耀眼，两种食材被完美地结合在了一起，令人回味无穷。扬州一带有名为河蚌烧秧草的美食，秧草是一种苜蓿属植物，两者搭配在一起，堪称是完美的加法。蚌肉韧劲适中、油而不腻，秧草清新爽口、唇齿留香，品尝过的人，无不赞不绝口。

河蚌最美味的吃法是与咸肉一同烩汤：将油锅烧热，投入葱、姜及茴香等，待香味蹿起时，倒入河蚌肉，翻炒至蚌肉微缩出汁，再放入咸肉、黄酒、盐、糖等，用大火猛烧，直至滚开。

然后改用文火，渐渐煨炖。待到蚌肉酥烂时，撒上一把蒜末、白胡椒粉，咸肉的香和河蚌的鲜便随着热气，溢满整个厨房。

在有些地方，河蚌被称作美人舌，非常之形象。吃进嘴里，似乎在与美人接吻，十分之香艳。散文大家郁达夫在《饮食男女在福州》中曾做过探讨："福州海味，在春三二月间，最流行而最肥美的，要算来自长乐的蚌肉，与海滨一带多有的蛎房。《闽小纪》里所说的西施舌，不知是否指蚌肉而言，色白而腴，味脆且鲜，以鸡汤煮得适宜，长圆的蚌肉，实在是色香味俱佳的神品。"

河蚌也是一种带有记忆味道的美食，对于在河边长大的孩子来说，几乎每个人都有过下水摸河蚌的经历。我老家在故黄河畔，村里村外散布着许多的河滩。每到春分时节，河水还冷时，孩子们就耐不住馋虫的勾引，撸起袖子，挽起裤腿，拎着篮子去摸河蚌。此时，沉积的淤泥里，隐约可见河蚌青色或褐色的壳。沿着河滩走上一段，就会摸到一篮子河蚌，那份快乐的心情无以言表。

河蚌摸回家后，不能急于烹调，需在清水里养上三两天，让其吐尽沙泥，再剖壳取肉。河蚌的双壳紧闭，咬合得非常严实，想徒手掰开十分困难。因此剥取蚌肉也有窍门：将蚌口朝上，持小刀刺进河蚌的出水口，割断其一端控制外壳张合的筋肉，然后调转方向，割断另一端，如此就能打开蚌壳，将蚌肉和蚌壳分离开来。

蚌肉取出来后，需用剪刀把肠子戕开，再把剔好的蚌肉用食盐揉搓，洗净黏液，漂进水中，刮去腐质，然后用清水冲洗干净。经过一番处理之后，洁白的蚌肉顿时映入眼帘，鲜嫩晶亮，丰盈厚实。此时，蚌肉才算真正清洗干净。无论煲汤，还是做菜，都鲜香四溢，是春季里好吃的美味佳肴。

小时候，我常吃河蚌烧豆腐：先将蚌肉切成细条，用热油爆炒，豆腐、胡椒粉、黄酒等随之下锅，直炖到豆腐冒出一个个的小孔，才可以出锅。此时，汤是纯粹的乳白色，与鲜奶无异，再撒上些青蒜苗，就可以热气腾腾地端上桌。乳白的浓汤，碧青的蒜末，褐色的蚌肉，灰白色的老豆腐，让人食欲大振，吃上一口，浓鲜微辣，真如做了神仙一般。

河蚌的食用价值颇高，对人体有良好的保健功效，适宜消渴、口干舌燥、目赤者食用。《随息居饮食谱》记载蚌："甘咸寒，清热滋阴，养肝凉血，息风解酒，明目定狂。"不过河蚌性寒，也就是民间所说的凉物，多食则伤脾胃。河蚌全身是宝，其蚌壳可以提制珍珠层粉，与珍珠的成分和作用大致相同，具有清热解毒、明目益阴等功能。

初春，乍暖还寒时，蚂蟥及微生物尚未滋生，河蚌最为干净，是品吃河蚌的最佳时间。将三五只河蚌剥壳、剔肉、切块，或炒，或炖，或煲汤，那其中的滋味，真的是美得不行，引人垂涎！

清明·螺蛳：清明螺，赛肥鹅

"清明螺，赛肥鹅。"清明时节，是螺蛳上市的季节。此时，大地回春，万物复苏，螺蛳也从泥里钻出来。经过一个冬天的滋养，螺蛳肉质肥美，且尚未产籽，口感、味道都极佳，比肥鹅还要鲜美。黑不溜秋的螺蛳肉尽管卖相一般，味道却极其鲜嫩，同那些鲜香的鱼虾一样，是一种颇能让人解馋的吃食，且自有其独特的滋味。

"一味螺蛳千般趣，美味佳酿均不及。"螺蛳一直有着"盘中明珠"的美誉，吃法也多，蒸、煮、炒都行。寻常的烹食方法有两种，一种是爆炒螺蛳肉，一种是连壳一起煮，各有味道。做爆炒螺蛳肉，先用针把肉挑出来，用盐搓洗干净，再和韭菜、辣椒、大蒜一起爆炒。爆炒出来的螺蛳，鲜嫩、清香、爽口，下酒或搭配米饭食用，都堪称无敌，足以勾起你深藏的食欲。

吃得最多的是煮螺蛳。将洗净的螺蛳用钳子夹掉尾壳，用葱、姜、蒜、花椒、大料和辣椒爆炒，炒的时候用旺火，炒至壳变色，小盖子脱落，加水炖煮。煮的时候先大火，再用文火慢煨，待汤汁渐浓、香味四溢即可上桌。煮螺蛳也是一门学问，煮得太生，撬不出肉；煮得太熟，滋味全失。真正煮螺蛳的好手，总能把螺蛳煮得恰到好处，螺蛳肉丰满而柔软，腴嫩可口。

汪曾祺老先生一直对故乡的螺蛳念念不忘，他在《故乡的食物》里写道："我们家乡清明吃螺蛳，谓可以明目。用五香煮熟螺蛳，分给孩子，一人半碗，由他们自己用竹签挑着吃。孩子吃了螺蛳，用小竹弓把螺蛳壳射到屋顶上，喀拉喀拉地响。夏天'检漏'，瓦匠总要扫下好些螺蛳壳。这种小弓不作别的用处，就叫做螺蛳弓。"这是多么有趣的一段文字，读来深有同感。螺蛳好吃，亦好玩，只不过现在的孩子无从体会那种乐趣罢了！

印象里，老家的水塘沟河盛产鱼虾，亦生长着数量极多的螺蛳。最初，螺蛳是鸭、鹅等家禽的吃食。那时候养鸭、养鹅，不需要特意地准备什么饲料，只要提个水桶，拿个网兜，到河里转一圈，它们的食物就来了，如螺蛳、水藻之类的，可谓天然的饲料。不知道从什么时候开始，螺蛳从家禽的嘴上，爬上了人们的餐桌。在那个年代，对馋嘴的孩子们来说，螺蛳有着不可抵挡的诱惑力。

那时，摸螺蛳是一件快乐的事情。太阳西斜，孩子们拿着盆，呼朋结伴去水塘摸螺蛳。螺蛳喜欢群居，水塘边盘踞着一窝又一窝的螺蛳。浮在水面的荷叶底下、茎上，都吸满了螺蛳，一捋一大把。水盆浮在水面，随手拽在身边，不大一会儿，盆就满了。有些时候，还会摸到河蚌、虾之类的，运气好时，还会摸到几条草鱼，堪称意外的收获，也会招来其他小伙伴艳羡的目光。

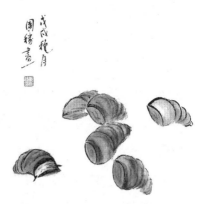

　　螺蛳一年四季都有，唯有春天的螺蛳最可口。在此时节，不用螺蛳来做点美味，真是辜负了这大好春光。

螺蛳捞回来后，不能立刻就吃，要先进行清洗。清洗时，先反复搓洗掉螺蛳壳上的绿苔和淤泥。等外壳搓洗干净后，再将它们放入清水中养上一两天，让螺蛳把壳里的污泥脏物吐出来。水脏了，及时换水。等到盆里的水变成清水时，滴几滴食用油，螺蛳会将肚子里的小螺蛳吐出来。如此，来来回回几次，螺蛳才能彻彻底底地清洗干净，才可起锅烹食。

当满满一盆冒着热气、散着香气的螺蛳端上桌时，一家人的目光和味觉顿时被吸引了。于是乎，大家赶紧放下筷子、勺子，迫不及待地向那滚热烫手的螺蛳抓去。汤汁香辣味浓，螺肉被浸泡得饱满，连汁带肉吸吮到嘴里，鲜香霎时溢满口腔，绝对让人胃口大开，那架势真可谓是风卷残云。不一会儿，每个人面前便堆满了螺蛳壳。遇到大号的螺蛳，孩子们邀功似的将其送到父母亲的面前。那种融洽无边的快乐，隔了多年回想，尚有一缕余温留存在心头。

吃螺蛳，要用嘴吸才有趣，拇指和中指捏着螺身，对着螺蛳一吸，舌尖一顶，螺蛳肉便进到了嘴里，肠子还留在了壳中。看似简单，实际需要技巧，否则，很难吸出来，只能老老实实地用牙签慢慢地挑出螺肉。我是属于那种颇有技巧的食客，常常被辣得满头大汗，嘴里"嗞嗞"地呼着气，却仍抵挡不了螺肉的美味，喝一口水，抹一把汗，继续吮吸着。很快，桌前便积满了一大堆螺蛳壳，拨动起来叮当作响，甚至连盆中所剩的汤汁我也舍不得丢掉，用来泡饭吃。

　　文友周华诚作为一名稻田工作者，亦是食螺蛳的高手："双筷夹一颗大螺到嘴，口对口不留死角，两颊猛然发力，波的一声，那螺肉'暗度陈仓'，拖汤带汁入我口。短暂的过程神不知鬼不觉，顿时满嘴生香，有极强的成就感。"我读后，不禁莞尔，眼前也不禁浮现起他食螺蛳的情形。

　　后来，螺蛳成了街头巷尾的一道小吃。随便在街边，找个夜市摊子坐下，一边吃着麻辣鲜香的螺蛳，一边喝着小酒，一边懒洋洋地看着来往的人们，惬意，悠闲，皇帝的日子不过如此。一些地方，甚至有"笃螺蛳过酒，强盗来了勿肯走"的说法。每一次吃到，我便情不自禁地想起儿时吃螺蛳的情形，它们让我美美地解够了馋，过足了瘾，那齿颊留香、意犹未尽的感觉似乎也长久地在嘴里盘旋回荡。

　　螺蛳是席上的佳肴，亦具有养生治病的功效。在中医看来，螺蛳性寒，味甘、咸，入脾、胃、肝、大肠经，《本草汇言》称其可"解酒热、消黄疸"。清明时节的螺蛳，明目去涩、清火去浊的功效尤佳，有民谚说："清明食螺，眼不生痄。"不过，螺蛳虽美味好吃，却也不是人人都能肆无忌惮地食用。由于螺蛳性寒，风寒感冒、脾胃虚寒的人还是少吃为妙。

　　螺蛳一年四季都有，唯有春天的螺蛳最可口。在此时节，不用螺蛳来做点美味，真是辜负了这大好春光。

清明·馓子：碧油煎出嫩黄深

清明，是万物清润明朗的节气，也是一个古老的节日。在两千多年的漫长时光中，各地衍生了诸多独具魅力的清明习俗。时至今日，南北皆有清明吃馓子的食俗。馓子为一种油炸食品。平平无奇的白色面粉因与油的亲密接触，变成了色泽诱人、香脆可口的佳肴，也博得了世人的喜爱。

馓子用面粉加盐或蜜、糖，搓成细条，油炸而成。北魏的贾思勰在《齐民要术》中称其为环饼。"粉和面牵索捻成，象环钏形。"李时珍在《本草纲目》中云："寒具，捻头也。以糯粉和面，麻油煎成，以糖食之。可留月余，宜禁烟用。"透过那些泛黄的历史典籍，可以得知，虽然时光在变，可是馓子的做法都大同小异，唯有形态稍有不同，让人不得不惊叹美食的魅力。

馓子，古称寒具，与寒食节有关。据《辞源》释义：春秋时，介子推历经磨难辅佐晋公子重耳复国后，带母亲隐居绵山。重耳烧山逼他出来，母子隐迹焚身。晋文公为悼念他，下令在介子推忌日禁火寒食，就有了寒食节。寒食节不能生火，只能吃冷的食物，于是适宜冷食的寒具就应运而生了。寒具确是寒食节诸食品中的佼佼者，其"入口即碎，脆如凌雪"，也难怪人们会以其名来命名寒食节。

唐代以后，寒食节与清明节合而为一，馓子也因此成了清明节气里最有代表性的吃食。唐宋时期，宫廷皇室、官宦大户，都把馓子当作珍品赏赐大臣、款待宾客。对此，文人墨客多有记载。苏轼写有《寒具诗》："纤手搓成玉数寻，碧油煎出嫩黄深。夜来春睡无轻重，压扁佳人缠臂金。"寥寥数字，描绘出了馓子的形状、颜色，使其形象跃然纸上，令人垂涎欲滴。

馓子宜干食，酥脆可口，味浓醇香，风味独特。此外，馓子亦可以炒食、煮汤、凉拌、泡食。炒食时可与蟹肉、绿豆芽等食材搭配，别有风味。馓子与蟹肉同炒，名为炒蟹脆，是江淮之间的传统名菜。馓子与绿豆芽同炒，绿豆芽的青脆与馓子的酥脆相得益彰，尤为爽口。泡食即用开水冲泡，像泡方便面一样。在民间，产后的妇女在月子里一定要喝红糖茶泡馓子，以利于散腹中之瘀。

馓子色泽嫩黄，味道酥香，且有不俗的保健作用。《本草纲目》记载："甘、咸，温，无毒。利大小便，润肠，温中益气。"又说："治小儿小便不通：用延胡索、苦楝子等分，每服半钱或一钱；以捻头汤食前调下。"据考证，孕妇产前吃茶馓有舒筋活血、松骨、催生之妙用，产后吃馓子可强身、助健康，因此民间流传着一句歇后语："坐月子不吃馓子——亏了。"

从南到北，从东到西，都能窥得馓子的身影。淮安的茶馓、回族的馓股、徐州的蝴蝶馓子等，都是其中的名品。淮安的茶馓，香、脆、酥、细，点火即着，入水即化，老少皆宜。相传清朝慈禧患了乳瘤，不思饮食，御医开了一道偏方："荔枝核二枚研末，黄酒二两浸泡，淮安茶馓四支调服，大被蒙头出汗。"慈禧服后，乳瘤竟渐渐消失，病也好了。从此，淮安茶馓在宫廷名噪一时，成为王室的珍贵贡品。

"点心香，月饼美，回族的馓子甜又脆。"馓子是回族的风味点心，因股条细而松散得名，又称馓枝、馓股。每逢开斋节、古尔邦节等民族节日，城市或乡村，大街小巷里都飘溢着炸馓子的油香气息，品种有糖馓子、咸馓子、麻花馓子、细股馓子，形状上有回馓、花边馓、长椭圆馓等。一盘盘金黄灿灿的馓子摆在那里，清香袭人，千姿百态，让热烈的节日有了一份浓郁的香甜。

徐州的馓子形如蝴蝶，足以用俊美来形容。当地人喜欢用烙馍卷馓子，配以稀粥，惬意舒坦。此外，徐州有名为皮蛋馓子的菜，馓子的酥脆与皮蛋的软嫩形成口感上的鲜明对比，再加上香菜的清爽，让人馋涎欲滴。奶奶在世的时候，蝴蝶馓子是家中常备的吃食，有客人来了，随手抓一把馓子，加一勺白糖，用开水一冲，就是一碗不错的点心。

我居住的小区里，有一家馓子铺，环境简陋，只有一个长条案几和一口油锅。店主是一对中年夫妇，头天晚上和好面，当天天还没亮的时候就开始出摊了。男的负责案几上的程序，女的负责油锅，两人搭配得天衣无缝。一会儿工夫，一把金灿灿的馓子漂浮在油锅里，如一朵怒放的菊花。捞出来，放在铁丝筐中，沥干油，即可取食。每天，我还睡眼蒙眬时，鼻翼间就充溢着油炸馓子的味道。

馓子要一锅一锅地炸，因此，铺子前总是排满了人，少的时候有三五人，多的时候达十余人。在等待中，熟识的或是不熟识的，此时此刻都成了朋友。上了年纪的常客，张家长李家短地闲聊着，传播着各种奇闻逸事。伴着"吱啦吱啦"的油炸声以及让人垂涎的面香，小小的摊子似乎成了侃大山、摆龙门阵的绝佳之所。

有一位留学海外的同学，最念念不忘的就是馓子。每次回来，一定要吃个够，走的时候再装满大包小包。在国外多年，同学养成了喝下午茶的习惯，不同于外国人吃西方的茶点，他喜欢佐以馓子，用他的话说是"想吃就抓一把，吃完了再抓，那种感觉无以言表"。有一次，我突发奇想，下午喝茶读书时，也给自己备上一把馓子，却无福享受，因其吃完了太麻烦，要洗手，否则会把油污印在书上，真纳闷朋友是如何解决的。

寒具"嚼着惊动十里人"。馓子是可口的休闲小吃，亦是可佐酒伴茶的吃食。每次去馓子铺，我都会伸长着脖子，像一只馋嘴的猫，不停地吸着鼻子，仿佛把空气中所有的香气，全部吸到鼻腔里、身体里。清明时节，来一盘黄澄澄、金灿灿的馓子，当真的是一种莫大的幸福。

谷雨·香椿：雨前香椿嫩如丝

谷雨，春季的最后一个节气，因"雨生百谷"而得名。民间有谷雨饮茶的习俗，也有"三月八，吃椿芽儿"的习俗。在此时节，香椿树开始抽芽，颜色如玛瑙、如翡翠，且有异香。采摘下来，切碎，果腹之余，自有沁人心脾的春之气息、春之韵味，《图经本草》曰"椿木实而叶香，可啖"。

香椿芽是香椿树的嫩叶，又名椿芽，有紫芽、绿芽之分。紫芽最佳，是有名的"树上蔬菜"。谷雨前后，正是香椿上市的时节。谷雨之前的香椿，鲜嫩爽口，光泽度强，香味浓厚，故有"雨前椿芽嫩如丝"之说。因香椿的季节性强，人们遂把吃香椿俗称为"吃春"，寓意迎接新春到来，雅致且形象。每到春风乍暖的时节，我便眼巴巴地盼着香椿抽芽、变红。

谷雨食椿是一种古老的习俗，具体源于何时，已难以考证。翻读前人的史书册页，香椿的名字时不时地闪现，如沙中的珍珠一般夺目。元好问有描写采椿芽的诗句："溪童相对采椿芽。"明代的《五杂俎》记述道："燕齐人采椿芽食之，以当蔬。"明代宫廷的官菜园里设置暖棚，专为皇家种植香椿，《帝京景物略》也有记载："元旦进椿芽、黄瓜，所费……一芽、一瓜，几半千钱。"

香椿食用的花样繁多，如《农政全书》所言："其叶自发芽及嫩时，皆香甘，生熟盐腌皆可茹。"食香椿凉热均可。凉者，可以与豆腐相拌：将椿芽在热水里焯一下，剁碎了与豆腐丁拌在一起，撒上食盐，浇点熟豆油即可。凉拌香椿，不能用香油，以防香油掩其香味。往桌上一摆，清清爽爽，香气便在桌上蔓延开来。夹起，细细品尝，一股独特的香气在五脏六腑之间回荡，使人不忍停箸。此外，香椿亦可以拌鸡丝、面筋等，俱为佳品。

香椿热吃，最家常的吃法莫过于炒鸡蛋，黄绿相映，蛋香与椿香混杂在一起，真可谓是浓香扑鼻。老家有句俗语说"香椿炒鸡蛋，肉鱼都不换"，可见其魅力有多大。香椿鱼亦颇受人们的喜爱。将香椿蘸上面糊，放入油锅中炸，浮起后捞出，沥油装盘。炸出来的香椿，形状似鱼，外皮金黄，香椿碧绿，被誉为素馔中的名肴。它吃起来，酥脆香甜，带有淡淡的清香，让人一开吃就忘乎所以起来。

香椿就是这样一种让人欲罢不能的吃食，唯一让人感到遗憾的是，没吃过瘾，香椿就老了，就柴了，如美人迟暮一般，光泽顿失。为了让嗜好香椿的人一年四季都能吃到它，人们发明了腌制的方法。古人有腌制香椿的方法："采梗肥大者，去皮，削令干净。早入糟，午间食之。"吃的时候，洗净，切碎，淋上香油，就是一道佐酒下饭的小菜。

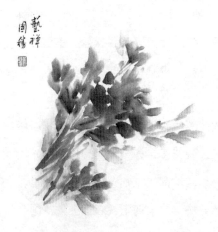

　　香椿就是这样一种让人欲罢不能的吃食，唯一让人感到遗憾的是，没吃过瘾，香椿就老了，就柴了，如美人迟暮一般。

香椿还有一种吃法，较为少见，那就是晒成干菜食用。食用时，只需用温水浸泡一番，即可恢复原色原状，其色、香、味与鲜香椿差别不大。到了冬天，可以和腊肉等一起烹食，于一碟菜中体会两季交替的别样滋味。清代医家顾仲在《养小录》中说："香椿细切，烈日晒干，磨粉。煎腐中入一小摄，不见椿而香。"一句"不见椿而香"，让我为之神往。这是一种极为奢侈的吃法，香椿鲜吃尚且不够，更何况干吃呢？

对于香椿，我的记忆颇为深刻。村头巷尾，地头沟边，都会栽上几棵香椿。春风送暖，香椿树借风抽芽，疯长，像刚睡醒的婴儿，胳膊腿儿一伸，很快就焕发出勃勃的生机，油亮亮，香喷喷。掐下来，简单清洗，就可以成为饭桌上的一道菜，因此有"门前一棵椿，青菜不担心"的俗语。

印象中，奶奶喜欢腌制香椿头，以长时间享受这春天的美味。腌菜的器物不是坛子，而是粗陶大缸。缸里码放着整整齐齐的香椿头，上面是白花花的盐，抖去盐粒才能看到香椿头，其颜色鲜绿，气味芳香。食用时，洗净了即可，或是用来卷烙馍吃，或是佐以白米粥，或是作为面条的浇头，自有一股美妙的滋味。

香椿醇香爽口，亦是一味保健的良药，其叶、芽、根、皮和果实均可入药，民间素有"食用香椿，不染杂病"之说。它的身影也一直闪现在一本又一本的医书之上，《唐本草》《生生编》《陆川本草》等，都有专门的记载。小时候，有一次我肚痛如绞，像是生了蛔虫。奶奶采来一把香椿，用水煎了，让我一口气喝下，只一时半刻，真的有蛔虫从体内被打出。从此，我对香椿多了一种感恩戴德之情。

时间的风呼啸而过，旧宅院墙边的香椿离我也越来越远。幸运的是，每年春天，菜场上都有香椿在卖。卖香椿不用秤，按把卖，一把一把地摆在摊位上，红彤彤的嫩芽美丽而可爱。每次路过，我都要驻足停留，买上几把，变着花样地烹制一番，让自己过足了香椿瘾。在满足中，我似乎又回到了儿时，回到了故园。

香椿的香里有故乡，有亲情，亦有友情。有一次，我去山东淄博出差，朋友设宴款待。我面对一桌子大鱼大肉，提不起一丝一毫的食欲，唯独那一碟咸香椿让我如获珍宝。朋友见我对香椿如此偏爱，在离开时，给我备了一大袋，足足让我吃了好久，也美滋滋地回味了好长时间。时至今日，记忆犹新，忘不了那份友情的美好。

谷雨过后，夏天即将到来，香椿也失去了脆嫩甘美，故有"雨后椿芽如木质"之说。人生苦短，无论什么时候，春景都不应被辜负，在香椿最美的时候，赶紧大快朵颐，以解馋虫。对于我而言，这辈子我都是香椿的俘虏，并且是那样的心甘情愿，那样的无怨无悔。

谷雨·鲫鱼：鲜鲫食丝脍

谷雨时节，草木得雨而茂盛，百鱼得雨而肥美。此时，河中的鲫鱼尤为肥壮、鲜嫩，烹食起来，鱼香四溢，细腻嫩滑，如前人所称赞的一般："诸鱼中惟此可常食。"

鲫鱼体态丰腴，生活在淡水水域，是杂食性鱼类。春季为鲫鱼的采食旺季，其昼夜均在不停地进食。到了谷雨，肉厚，籽多，味鲜。鲫鱼的别名颇多，俗名鲫瓜子、月鲫仔、土鲫、细头等。在古书里面被称作鲋，《庄子》中有名为"涸辙之鲋"的寓言。李时珍给出的解释极为有趣："鲫鱼旅行以相即也，故谓之鲫；以相附也，故谓之鲋。"

自古以来，鲫鱼一直是鱼中之上品。早在七千年前，古人即开始食用鲫鱼。《吕氏春秋》曾云："鱼之美者，有洞庭之鲋。观此则鲫鱼为佳品，自古尚矣。"鲫鱼肉味上佳，其吃法也多样。清代袁枚在《随园食单》记录了四种吃法：煎、蒸、煨、拆肉做羹。相传，慈禧晚年爱吃鲫鱼羹，将烧好的鲫鱼去皮骨，取净肉，加豆腐烩成羹，洁白细嫩，鲜香爽口，与袁枚的记载有异曲同工之妙。

煲汤最能体现鲫鱼的鲜美滋味，汤色奶白清香，饮之口感鲜甜，鱼肉与汤汁同食，既鲜嫩又不肥腻，古人有诗赞曰："鲜鲫食丝脍，香芹碧涧羹。"深灰色的鱼身在牛乳似的汤里若隐若现，碧绿的香菜漂浮在表面，汤中隐约可见一抹姜黄、一抹葱绿，十分诱人。哪怕是嗅上一口氤氲弥漫的香气，也觉得无比熨帖、无比温暖。难怪时至今日，奶汤鲫鱼依然是一道风靡大江南北的名肴。

真正的炖鲫鱼高手，无须过油，只取盐少许、胡椒粉少许、葱姜少许，清水慢煮，就能煮出一锅肥厚鲜美、令人回味悠长的靓汤。在许多地区，鲫鱼汤是老少咸宜的滋补佳品，佐酒可以，下饭亦可。谁家的媳妇坐月子了，一定少不了一盆鲫鱼汤。一碗汤下去，奶水便有了。在满足口腹之欲的同时，还可以滋补身体、喂养孩子，可以说是一举三得，也难怪鲫鱼大受欢迎了。

鲫鱼的选择颇有讲究，正如袁枚在《随园食单》所论述的一样："鲫鱼要善买。择其扁身而带白色者，其肉嫩而松。"相比较于人工饲养的鲫鱼，野生的更佳，尤其是芦苇荡里的鲫鱼，以各种水草为食，肉质更细腻，味道更鲜美，似乎鱼肉的每一条肌理里，都含有水草的苍翠，是大自然浑然天成的恩赐。

烹食鲫鱼，贵在现宰、现烹、现食。我曾在一本书中看到一则鲫鱼的保鲜方法，十分有趣。相传袁世凯喜欢吃红烧鲫鱼，尤其喜欢河南淇水的鲫鱼。为了让袁大总统吃到新鲜的鲫鱼，此鱼的运送保鲜方法也堪称一绝：将鲫鱼放入尚未凝固的猪油中，让其窒息，代猪油凝结之后与外间空气隔绝，再开始装运。此保鲜之法极妙，也可见当时人的聪明与智慧。

从古至今，从南到北，关于鲫鱼的名肴数不胜数，因烹制方法和配料的不同，鲫鱼的味道也各有千秋。南京有"龙戏珠"，将鲫鱼煎至金黄色，放入汤锅中炖煮，待汤浓如奶时，挤入虾丸。虾丸浮于汤面，宛如颗颗珍珠，璀璨夺目，亦引人食欲。此菜为南京所独有，被誉为"金陵一绝"。

高邮是汪曾祺的老家，高邮湖中的鲫鱼颇有美名。汪老先生在小说《钓鱼的医生》中写道："他搬了一把小竹椅，坐着。随身带着一个白泥小灰炉子，一口小锅，提盒里葱姜作料俱全，还有一瓶酒。他的钓竿很短，鱼线也不长，而且不用漂子，就这样把钓线甩在水里，看到线头动了，提起来就是一条三四寸长的鲫鱼。刮刮鳞洗净了，就手放到锅里。不大一会，鱼就熟了。他就一边吃鱼，一边喝酒，一边甩钩再钓。这种出水就烹制的鱼味美无比，叫做'起水鲜'。"每次读到此，不禁掩卷，那份惬意让人心向往之。

天津的冯骥才对鲫鱼情有独钟，他曾以传神的笔墨勾画了吃鲫鱼的独特享受，仅仅看他的描述，就让人对鲫鱼充满了无限的遐想："一边吃米，一边吃鱼。白米亮如珠，鱼肉软似玉，鲜美皆天然……饭菜之后，便饮鱼汤。汤宜慢饮，每勺少半，徐徐入口。鱼之精华，尽在汤中。倘能从中品出山水之清纯乃至湖天颜色，不仅是美食家，亦我此汤之知音者也。"吃鱼吃到这种地步，也算是真正的饕餮之徒。

小时候，我生活在故黄河畔，大大小小的河塘随处可见。河水清澈，里面生长着各类鱼虾，滋养着村子里的千家万户。春潮泛滥时，是小伙伴们最欢快的时候。此时，可以去河里捕鱼抓虾，在嬉戏玩乐的同时，还可以满足口舌之欲，实在是两全其美的事情。那时候，捕获的鱼多为鲫鱼，个头不大，可是在母亲的手中，却成了无比可口的美味。

母亲将鲫鱼去内脏，洗净，沥干水分，整条放入油锅中，慢火煎透，捞出；接着放入茴香、姜、辣椒等，炸出香味，再放入煎好的鲫鱼，加水炖煮。大火炖开后，在锅内侧贴上面饼，一半贴在汤外，一半浸在汤汁里。最后盖上锅盖，小火煨熟。打开锅盖，热腾腾的鱼、白晃晃的饼，不说吃，光看着就是一种享受。因长时间炖煮，鱼的头也好，尾也好，肉也好，刺也好，全都酥烂滑嫩。

鲫鱼是一种无论贫富贵贱者皆可常吃的鱼儿，究其原因在于其性味甘平，具有健脾开胃、除湿利水、益气补虚之功效，对人的身体极为有益。加上鲫鱼糖分多，脂肪少，含有丰富的维生素及氨基酸，吃起来既鲜嫩又不肥腻，还有甜丝丝的感觉。《医林纂要》称："鲫鱼性和缓，能行水而不燥，能补脾而不濡，所以可贵耳。"

鱼和余同音，鱼也是一种象征着富足和希望的吃食。它的鲜嫩柔滑，像是人幸福满足的心情。在春水泛滥的时节，吃上一条鲜嫩无比的鲫鱼，当真是一种难得的享受，也是一种无上的憧憬。

第二辑　夏之食

立夏·蚕豆：翠荚中排浅碧珠

　　立夏，意味着夏天的正式开始。立夏一过，万物皆长大。民间有迎夏的仪式，亦有尝鲜的习俗。此时，鲜美之物当数蚕豆。新鲜上市的蚕豆质地酥软，稍稍烹制即可食用，软糯清香，别有风味。

　　蚕豆又名夏豆、佛豆、马齿豆、仙豆、川豆、倭豆、罗汉豆等。据《太平御览》记载，蚕豆由张骞出使西域时带回中原，当时被称为胡豆。宋代开始有了蚕豆的说法，诗人杨万里在一首诗中有题记："招陈益之、李兼济二主管小酌。益之指蚕豆云'未有赋者'，戏作七言。盖豌豆也，吴人谓之蚕豆。"

　　蚕豆的名字有诸多有趣的说法，王祯在《农书》中给出的解释是"谓其蚕时始熟，故名"。李时珍的说法更为形象："豆荚状如老蚕，故名。"鲁迅先生专门记述过偷摘蚕豆的趣事："岸上的田里，乌油油的便都是结实的罗汉豆。我们中间几个年长的仍然慢慢的摇着船，几个到后舱去生火，年幼的和我都剥豆。不久豆熟了，便任凭航船浮在水面上，都围起来用手撮着吃。"

　　"翛然山径花吹尽，蚕豆青梅存一杯。"立夏时节，蚕豆花落，结出一个个饱满结实的豆荚，肥厚而暗绿。剥开豆荚，三四粒浅绿如碧玉的蚕豆卧在那里，剥开豆壳，可见圆润、温软的豆瓣。它们不胜娇羞地呈现出来，又嫩又翠，嫩得几乎掐出水来，像极了水乡的女子，清秀可人。

蚕豆可当菜吃，可当零食吃，亦可当主食吃。鲜蚕豆质地酥软，稍稍烹饪即可食用，或水煮，或煸炒，或做羹，或佐以肉片，如雪菜蚕豆、肉丁蚕豆等，花色多样，不一而足。无论怎样烹食，一口咬下去，软糯清香，那是一种让人口齿留香的清欢之味，像诗人所称赞的那样："翠荚中排浅碧珠，甘欺崖蜜软欺酥。"

小时候，我常吃盐水蚕豆，只需食盐一种佐料，味道却出奇地鲜美。煮熟的蚕豆又糯又香，待其凉透后，用针线把它串起来，挂在脖子上。在上学的路上，一边走一边吃，惬意极了。雪菜蚕豆的搭配，也出乎意料地好，兼得雪菜的香和蚕豆的鲜，色泽青翠，香气四溢。清代文人袁枚深得其中之味，他在《随园食单》中写道："新蚕豆之嫩者，以腌芥菜炒之甚妙。随采随食方佳。"

蚕豆做饭、做羹亦是不错的选择。在江南一带，有立夏吃蚕豆饭的习俗。有一次去杭州，我在朋友的阿婆家吃到了别具一格的蚕豆羹。阿婆将蚕豆煮熟，一个一个剥去豆皮，那神情悠闲、惬意；之后将剥好的蚕豆放入一个坛子里，用擀面杖慢慢舂捣成泥；然后燃起灶火，待油锅冒烟时，倒入蚕豆泥，翻炒；最后注入白糖水，调成浓稠的羹状，一锅鲜香无比的蚕豆羹就熬制成了。闻着那鲜香的蚕豆羹，还没吃呢，我就已经馋了。我连忙盛了一碗，一大匙一大匙地舀入口中，那份甜美无法形容，也无与伦比。

蚕豆生吃，也别有滋味。汪曾祺在《蚕豆二题》记述道："我们那时偷吃的是最嫩的蚕豆，也就是长得尚未饱满的，躲在软软的羽叶间，有细细的绒毛，尾巴上尚留些残花，像极了蚕宝宝，只颜色是青的，家乡人有时干脆就戏称其为'青虫子'，摘一条在手里，毛茸茸的，硬软适度，剥开壳——或者也不必剥，只一掰就断了，两三粒翠玉般的嫩蚕豆舒适地躺在软白的海绵里，正呼呼大睡，一挤也就出来了，直接扔入口中，清甜的汁液立刻在口中迸出，新嫩莫名。"

干蚕豆亦是不可多得的美味，《素食说略》中有"胡豆浸软去皮煮汤，鲜美无似"的记载。在古人看来，干透的蚕豆浸泡后去皮，煮汤，只需撒上食盐，就是一款味道出奇鲜美的佳肴。天津崩豆张的怪味豆、上海城隍庙的五香豆都是舌尖上的美味。怪味豆，辣中带甜，甜中有咸，久嚼成浆，清香满口，是消磨时光的佳品，难怪被冠以"怪味"二字了，也正是因为那份怪味，让人趋之若鹜。上海城隍庙的五香豆需用完好的青皮蚕豆，虫蛀的或是黄皮蚕豆均不能用，否则既影响了美感，也影响了口感。干蚕豆洗净，浸泡一至两天后，将蚕豆、八角、陈皮、桂皮、花椒、冰糖、盐等一起放入锅中，加水煮至蚕豆松软，再大火将卤料熬干，凉透了即可享用。煮的过程中需不断地翻动，保证每一颗蚕豆均匀入味。如此，烹制出来的五香豆才色、香、味俱佳，吃起来软中带硬、咸中带甜。

五香豆真可谓五味杂陈，足以让你的口中津液充盈。我有一位上海的忘年交，他是五香豆的忠实粉丝，最喜欢五香豆的奶油味。小时候，他曾天真地以为五香豆是用牛奶熬煮而成的，所以，每次吃五香豆都要含在嘴里许久，等到奶味全部被舌尖吸走，外皮酥软之后，才恋恋不舍地嚼豆子。直到多年后，他还饶有趣味地向我讲起这段难忘的经历。

味美的蚕豆还是一种颇有保健作用的食疗佳品。《本草纲目》记载蚕豆："甘、微辛，平，无毒，快胃、和脏腑。"蚕豆含有丰富的植物蛋白和粗纤维，可以有效降低血液中的胆固醇，对延缓动脉硬化有明显的作用。所以，常食蚕豆对抗衰、防病有很好的功效。

此外，蚕豆含有丰富的微量元素，可以起到健脑的作用。对于脑力劳动者来说，蚕豆是不容错过的吃食。再加上，蚕豆形如眼睛，古人普遍有眼疾，为了消除眼疾，立夏时节定要吃蚕豆，以此祈祷来年眼睛像新鲜蚕豆那样清明，无病无灾。讲究些的，再加上笋、豌豆、苋菜等同吃，寓意五谷丰登。

立夏时节，新鲜上市的蚕豆自有其独特的味道，也有其独特的妙处。那一颗颗、一盘盘的蚕豆会给你带来清香怡人的温馨。嗜好鲜蚕豆的人更要抓住其上市的时机，尽情地享受这美滋滋的味道，让美味留在唇齿间，留在味蕾深处。

立夏·咸鸭蛋：白如凝脂，黄似流丹

　　"立夏吃咸蛋，石鼓能踩烂。"咸鸭蛋，是立夏的标志性吃食。立夏吃咸鸭蛋，俗称补夏，可强壮身体，亦象征着生活的圆满。咸鸭蛋是绝佳的美味，蛋白如嫩豆腐般滑嫩，橘红色的蛋黄溢出金黄色的油，晶莹剔透，像初夏的落日般漂亮，吃在嘴里细腻绵密，油润醇香。

　　立夏吃咸蛋的起源有多种说法，最流行的说法是为了预防疰夏。相传，古时立夏之日开始，小孩子常有身体疲劳、四肢无力的感觉，且食欲不振，民间称之为疰夏。后来经女娲娘娘告知，立夏时，在小孩子的胸前挂上一枚煮熟的咸鸭蛋，可以避免疰夏，让小孩子活蹦乱跳。因此，立夏吃咸鸭蛋的习俗就一直延续至今，民间也有"立夏吃了蛋，热天不疰夏"之谚语。

　　咸鸭蛋是中国特有的一种吃食，已经有千余年的历史，古称咸杭子、腌鸭蛋、青果等。虽说不清咸鸭蛋是谁发明的，然其普及程度十分高，遍布全国各地。咸鸭蛋可以说是祖先的智慧，也是时间的味道！鸭蛋经过腌制，越发漂亮，蛋黄由外往里越来越红，能渗出油来，无比之诱人，散发出淡淡的恰到好处的咸香气味，像诗人所称赞的那般："蛋白如凝脂白玉，蛋黄似红橘流丹。"

咸鸭蛋一般用清明前后的鸭蛋腌制。开春以后，鸭子吃的活食便多了起来，沟塘里的小鱼、小虾、螺蛳以及各类水藻都是最天然的食物。它们个个吃得膘肥体壮，下蛋的数量可观，其质量也令人称赞，腌制出的咸鸭蛋也最好。咸鸭蛋的腌制方法有两种：一种将食盐溶于清水中，把鸭蛋放在盐水中浸泡；一种将食盐用开水化开后与黄泥拌成糊状，将鸭蛋包裹住，放入一个密封的坛子里，差不多一个月之后，就可以食用。

一个人吃咸鸭蛋，可用筷子戳开一个口，掏着吃，用汪曾祺老先生的话说是"平常食用，一般都是敲破'空头'用筷子挖着吃。筷子头一扎下去，吱——红油就冒出来了"。每一次，我吃完鸭蛋，都会习惯性地拿过来，再瞅一瞅，将里面残留的蛋白掏出来，吃干净。若是见到那黄澄澄、亮晶晶、油腻腻的黄蛋油，哪怕是渗透到了蛋壳外面，也会不自觉地伸长舌头，舔了又舔，哪怕只有一点点，也觉得美味无限。

招待客人时，宜带壳切着吃。切好的咸鸭蛋像花瓣般围成一圈，摆放在盘子里，青色的蛋壳，白色的蛋白，橘红色的蛋黄，像一朵盛开的花，煞是好看。切咸鸭蛋也有技巧，切之前先用刀尖在蛋中间磕个小缝，再切时不易变形，且蛋壳边缘整齐，没有碎屑。《随园食单·小菜单》有腌蛋的记载："席间先夹取以敬客，放盘中。总宜切开带壳，黄白兼用；不可存黄去白，使味不全，油亦走散。"

　　苏轼是咸鸭蛋的忠实粉丝，他曾将咸鸭蛋赠给秦少游，并赋诗赞美曰："凫子累累何足道，点缀盘飧亦时欲。"民间则流传着他和苏小妹吃咸鸭蛋、对对子的故事。据说苏小妹在吃咸鸭蛋时，灵机一动，吟出一副对联："咸蛋剖开舟两叶，内载黄金白玉。"让苏轼接下联，可是他一时被难住了，直到有一天他吃石榴，才想出了下联："石榴打破坛一个，中藏玛瑙珍珠。"

　　世上的咸鸭蛋很多，尤其是临湖、临河的村镇，都有令人口齿留香的咸鸭蛋。名气最大的咸鸭蛋来自高邮，许多人是通过咸鸭蛋才知道高邮的。社会上有"未识高邮人，先知高邮蛋"之说。高邮湖的鸭子产蛋多，蛋头大，蛋黄比例大，其蛋白"鲜、细、嫩"，其蛋黄"红、沙、油"。从高邮走出的美食大家汪曾祺在《故乡的食物》中绘形绘神地记述了咸鸭蛋的魅力："曾经沧海难为水，他乡咸鸭蛋，我实在瞧不上。"

　　记忆里，村子里的奶奶、婶婶、大娘，几乎都会腌制咸鸭蛋，家家户户都有一坛美味的咸鸭蛋。对她们来说，这是一件寻常的事情，或者说是日常生活的一部分。在那个生活条件不高的年代，咸鸭蛋是寻常日子少见的美味，也是待客的佳肴。一盘子咸鸭蛋，绝对是宾客的最爱。

　　说起吃咸鸭蛋，还有一个笑话。一位城里来的姑娘，到男朋友家做客，家人准备了一桌子丰盛的菜。姑娘独独对咸鸭蛋的蛋

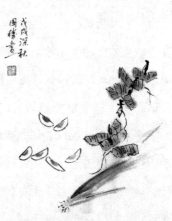

　　世上的咸鸭蛋很多，尤其是临湖、临河的村镇，都有令人口齿
留香的咸鸭蛋。名气最大的咸鸭蛋来自高邮，许多人是通过咸鸭蛋
才知道高邮的。

黄情有独钟，最后所有的蛋黄全部进了姑娘的嘴里，只剩下了如小船般的蛋白，男朋友哭笑不得。后来，姑娘因为全家人对她的宠爱而走进了这个家庭。咸鸭蛋能成就一段姻缘，也算是一件美事吧。

咸鸭蛋曾是农忙时必不可少的吃食，农忙时间紧，顾不上炒菜，只要有鸭蛋就可以了。剥开一个咸鸭蛋，用馒头，或是大饼一卷，就可以吃了，味美，且令人大有食欲，亦节省吃饭的时间，最主要的是可以补充劳动时流失的盐分。那时，到田地里一看，几乎家家都是咸鸭蛋下饭，甚为有趣。

立夏时节，孩子们则拿着鸡蛋、鸭蛋、鹅蛋，到学校里去碰蛋。拿的蛋中最多的是鸭蛋，因为鸡蛋要留着换钱，鹅蛋则比较少见。上学时，每个人手里都拿着一个鸭蛋，或是灰白色的，或是浅绿色的。到了学校，大家迫不及待地比试一番。蛋碰破了，顺口就吃了。在那个零食稀缺的年代，这也算是一种难得的吃食。

咸鸭蛋之所以受到人们的喜爱，是因为其味甘、性凉，有滋阴、清肺、丰肌、泽肤、除热等功效。在中医看来，鸭蛋腌制后，营养更加丰富，生成一种富含氨基酸的蛋黄油，清肺火的功能比未腌制的鸭蛋更胜一筹。煮食可治愈泻痢，蛋黄油可治小儿积食，外敷可治烫伤、湿疹。南北朝的《齐民要术》中有此记述："浸鸭子一月，煮而食之，酒食具用。"

咸鸭蛋，一种神奇的食物，你可能不会顿顿吃它，可是隔几日不见，便开始想念咸蛋配白粥的朴素搭配。夏天来了，咸鸭蛋这个朴素一餐的主角，让人格外期待。在逐渐溽热的日子，轻装便饭，素食简餐，只需有一碗白粥、一个咸鸭蛋，就别无他求了。

小满·黄瓜：浮甘瓜于清泉

"四月中，小满者，物至于此小得盈满。"小满时节，夏熟农作物的籽粒开始灌浆饱满，时令鲜蔬亦可以装盘果腹。在民间的农谚中，有"小满见三鲜"之说，色泽翠绿、清脆甘甜的黄瓜是颇受人们青睐的鲜货。饭前或饭后，来根黄瓜，满脸的惬意，满屋的清香。

翠绿、鲜嫩的黄瓜亭亭玉立，像一位美丽的女子，且是一位有故事的女子。黄瓜原名胡瓜，汉朝张骞出使西域时，带回中原。隋朝年间，为了避讳"胡"字，改称黄瓜。黄瓜也好，胡瓜也罢，古时却是稀罕、昂贵的，有时堪比燕窝、鱼翅。清代《京都竹枝词》曾云："黄瓜初见比人参，小小如簪值数金。微物不能增寿命，万钱一食亦何心？"

黄瓜的美味众所周知，清脆爽口，还带一嘴的清香。陆游对黄瓜无比喜爱，他在《种菜》诗中写道："白苣黄瓜上市稀，盘中顿觉有光辉。时清闾里俱安业，殊胜周人咏采薇。"到了晚年，他更是发出了"黄瓜翠苣最相宜"的慨叹。诚如诗人所言，黄瓜因那种如碧玉般的青翠，诸多菜肴都少不了它：老北京的炸酱面，若无黄瓜丝的点缀，怕就不会如此美妙了吧。

汪曾祺老先生曾讲述了扦瓜皮的做法，甚为详细："黄瓜切成寸段，用水果刀从外至内旋成薄条，如带，成卷。剩下带籽的瓜心不用。酱油、糖、花椒、大料、桂皮、胡椒（破粒）、干红辣椒（整个）、味精、料酒（不可缺）调匀。将扦好的瓜皮投入料汁，不时以筷子翻动，待瓜皮沾透料汁，腌约一小时，取出瓜皮装盘。先装中心，然后以瓜皮面朝外，层层码好，如一小馒头，仍以所余料汁自馒头顶淋下。扦瓜皮极脆，嚼之有声，诸味均透，仍有瓜香。"

我小时候，爷爷喜欢在结束一天的劳作后，喝上二两小酒。下酒菜也简单，冬天一碟花生米，夏天一碟拍黄瓜，先"吱溜"喝上一口酒，再吃上一口黄瓜，虽然简单，却可以让爷爷美美地抿上一回。有时候，爷爷去村子里的杂货店，打一碗散酒，来一块猪头肉和几块豆腐干。每次，爷爷都带着我一起去，自然而然，那一块猪头肉基本上都进到我的肚子里了。回家的路上，我还在回味着猪头肉那诱人的香味。

在寻常人家的烟火生活中，黄瓜充当了重要的角色，常吃的方法是凉拌和素炒。凉拌只需用刀背一拍，再拍上两瓣蒜，用盐、醋、酱油一拌，就可以了。炒黄瓜亦简单，切成薄片，直接下锅，无非是佐上三两个红辣椒。更多的时候，我们顺手拿起一根黄瓜，洗一洗，不用切，不用拌，直接吃，嘎嘣嘎嘣，那真是一种美好的享受。

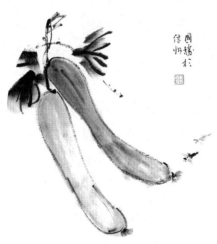

　　黄瓜因那种如碧玉般的青翠，诸多菜肴都少不了它：老北京的
炸酱面，若无黄瓜丝的点缀，怕就不会如此美妙了吧。

黄瓜是可蔬菜、可水果的食材，我个人喜欢作为水果的黄瓜，吃起来，鲜嫩爽口，气味清新。儿时，除去枣树、杏树，黄瓜架也是孩子们最喜爱的去处。那时，村人都喜种黄瓜。清明前后，往地里撒两粒黄瓜子，就不管不顾了。没多久，黄瓜就蓬蓬勃勃、生机盎然地成长起来。小满到了，一个个透着清香的青皮嫩瓜挂满了瓜架。它们饱满而丰实，如翡翠般水灵，让人仅仅看着，就极为欢喜。大人们似乎都不能抗拒它们的诱惑，何况正是嘴馋年纪的孩子们呢？

黄瓜给村里的小孩带来了无限的喜悦和温馨，那时吃黄瓜，不像现在般讲究、精细。摘下来，用手撸一下或是在衣服上蹭一下，就可以吃了。最讲究的吃法，是将摘下来的黄瓜放入水缸里拔凉了再吃。吃的时候，清脆、香甜、凉爽的滋味顿时充满了嘴巴，又旋即通往全身，似乎浑身都轻快了许多，凉爽了许多。时隔多年，回想起来，水缸里拔过凉的黄瓜的味道似乎依然充盈在嘴里，依然那么鲜香。

对许多人来说，黄瓜就是故园，是和童年联系在一起的。在天才作家萧红的眼里，黄瓜是日常的吃食，更是菜园子里"最自由最任性的花"，她在《呼兰河传》中写道："黄瓜愿意开一个谎花，就开一个谎花，愿意结一个黄瓜，就结一个黄瓜。若都不愿意，就是一个黄瓜也不结，一朵花也不开，也没有人问它……只是天空蓝悠悠的，又高又远。"其实，她本人亦和黄瓜一样，以自己有限的生命书写了人生的传奇。

后来，翻读闲书，在一位清代文人的笔记中读到一则黄瓜的趣事。文章中说有一位名士在初春时节来到了京城，本地一帮穷酸文人为他接风洗尘。席间，大家让名士点一道菜。名士推脱不过，斟酌再三，觉得黄瓜最便宜，便要了一盘凉拌黄瓜。谁知，在座的人个个都绷起了脸，因为此时，一盘黄瓜的价钱比整桌席都贵，好端端的一顿饭，最后让几根黄瓜搅得不欢而散。

黄瓜亦是爱美人士的钟爱之物。黄瓜酶能促进机体的新陈代谢，具有美容的效果。于是乎，吃黄瓜、敷黄瓜就成了不少女士每天生活不可缺少的内容。单位有一位嗜黄瓜如命的女同事，约她吃饭，不去，有黄瓜；请她喝咖啡，不去，还是有黄瓜。大有百吃不厌的架势，那份毅力让我们佩服不已。

小满节气，黄瓜的味道最好，清新的味道，爽脆的口感，曼妙无比，似戏台上的一介青衣，可人，动人。从黄瓜散发出的那种青涩芬芳里，人们可以嗅闻到夏天的味道、生活的味道，人们也会在感恩知足里，念着它的美，念着它的好。

小满·苦瓜：菜中有君子

"小满小满，麦粒渐满。"小满，一个农作物丰满的节气，也标志着"苦夏"的到来。在此时节，宜清热祛湿，以消除暑湿对身体的影响。苦瓜性寒，可以祛火降燥、清肺润喉，在炎炎夏日，食用起来倍感清爽舒适，有清心开胃的效果，如《随息居饮食谱》所说："青则苦寒涤热，明目清心。可酱可腌……味甘性平，养血滋肝，润脾补肾。"

据历史记载，苦瓜原产于印度，明永乐年间，郑和七下西洋，带回许多稀罕物种，其中就有苦瓜。明人徐光启在《农政全书》中记述道："南中人甚食此物，不止于瓤；实青时采者，或生食与瓜同，用名苦瓜也。青瓜颇苦，亦清脆可食耳。"从此，中国人的餐桌多了一道别有风味的菜肴。

苦瓜是一种独特的果蔬，与甜味、辣味、酸味的菜肴相比，它始终显得有几分另类、几分清高脱俗。苦瓜的苦是清香之苦，像茶叶中的苦丁茶，当苦味在舌尖慢慢消退，阵阵甘香如泉水般接踵而来，那是一种透彻心扉的清凉与甘甜。不过，即便如此，很多人依然对它避之远矣。

在民间生活摹本中，苦瓜有许多美艳的名字，如锦荔枝、红缕鞋、凉瓜、菩提瓜、红羊等，每一个名字都有缘由：锦荔枝之名源自其"实大如鸽子，有皱纹，似荔枝"；红缕鞋是因其成熟时，露出红艳艳的瓜瓤，犹如盛开的焰火。当我得知这些名字时，有一种无比惊艳的感觉。因为在我儿时的记忆里，苦瓜是被称为癞葡萄的。成熟后，里面躺着无数粒鲜红的种子，如红宝石般鲜红、晶莹、艳丽、甜蜜，令人垂涎欲滴。

苦瓜瞧起来外表疙疙瘩瘩，吃起来却清脆可口，别有滋味。我小时候，母亲喜欢吃苦瓜，她在不大的院子里栽种了许多。初夏，鲜嫩的苦瓜丝络凸起，碧绿晶莹，脆嫩惹眼，如若不是它的重量，我相信它会像一串串风铃，敲击碰撞出叮叮咚咚的悦耳之音。苦瓜长成后，母亲总劝我吃些，说它消暑健肠胃，对身体极为有益。然而，那时候的我对苦瓜敬而远之，它给我的感觉像黄连片，苦不堪言，每次都是未举箸，先皱眉。

第一次品尝苦瓜是在中暑之后，母亲榨了一杯苦瓜汁让我喝。当我皱着眉头、捏着鼻子喝下去后，没想到竟真的好了很多。从此，我对苦瓜有了些许的好感。我不知道是从什么时候开始吃苦瓜的，等我发现真正爱上苦瓜时，已过了而立之年，像张小娴所说的："苦瓜又称'半生瓜'，喜欢上它，人生就已过了大半。"

爱上苦瓜后，发现苦瓜虽深入民间，却不为古代的达官贵人所赏识，连《随园食单》这样的古食谱，也寻不到苦瓜跻身大雅

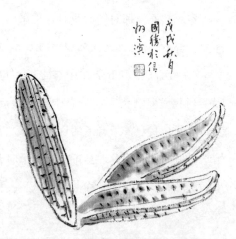

　　苦瓜就是这样一种耐人寻味的菜，它可以让你对它的感情一波三折，先让你厌恶它，然后又不由自主地喜欢它。

之堂的记录，可我对它的钟爱却与日俱增。后来，翻阅故纸堆，倒是寻觅到了与它有关的只言片语。在《金瓶梅》中，苦瓜是与"流心红李子"相提并论的"艳物"。在《儒林外史》中，苦瓜是待客的佳肴："席上燕窝、鸡、鸭，此外就是广东出的柔鱼苦瓜，也做两碗。"

　　古往今来，最能理解苦瓜况味的当属画坛巨擘石涛。他原为明朝王室后裔，后国破家亡，遂削发为僧，自称"苦瓜和尚"。相传，他餐餐不离苦瓜，甚至把苦瓜供奉案头朝拜。他的笔墨中亦氤氲着淡淡的苦涩味，令时人为之侧目。后人揣测其寓意为"苦瓜者，皮青，瓤朱红"，寓意身在清朝，心记朱明。诗人余光中在《白玉苦瓜》诗中，描写了一个白玉琢成的苦瓜，虽是千年的古物，可在诗人的笔下，一尘不染，净洁鲜活。

　　苦瓜的吃法颇多，清炒，干煸，做汤，凉拌，榨汁，且每一种都有其独特的味道。清炒苦瓜，放少许油，放少许盐，炒后，撒上蒜末就可以出锅。切过的苦瓜呈月牙状，带着花朵的边纹，配着白色的瓷盘，犹如水乡佳人，窈窕温婉，清新悦目，且苦味盎然，歇饭时苦味方尽，喉间犹有清香回甘。怕苦，可将切好的苦瓜放入盐水中浸一浸，用手揉搓几下，绞干苦汁再炒，其苦味若有若无，如隔雾的佳人，有着朦胧的背影。

　　凉拌苦瓜是最纯粹的吃法，只不过一般人不敢尝试。苦瓜洗净，一剖为二，去瓤，切成薄片，放在开水中焯一下即可，再放凉开水中浸泡一会，捞出，沥去水分，调上香油、醋、味精（喜欢吃辣，可放些椒丝），拌匀后便可以细细品味。苦中有甜，酸中带辣，清淡可人，那翡翠般的色彩也让人赏心悦目。此种吃法把人的视觉、味觉一下子调集起来，自有一股清香。一位朋友喜欢做冰镇话梅苦瓜，将焯水的苦瓜冰镇一下，倒入话梅汁，清爽酸甜。

苦瓜虽味苦，可与其他的菜混炒，绝不会把自身的苦传给别的菜，所以又被称为"君子菜"。苦瓜炒腊肠，腊肠弥藏已久的甘香、油香与苦瓜的涩香、鲜香合而为一，荤荤素素，可谓遥相呼应。苦瓜炒蛋，蛋炒得嫩滑，苦瓜只在锅内急火略翻几下，取其鲜脆，蛋的软香与苦瓜的清苦掺和纠缠，丝丝入扣，夹几箸入口，暑气尽消。广东有名为苦瓜煨肥肉的名肴，苦瓜的清香与肥肉的浓香相得益彰。苦瓜饱吸了猪油，甘美香滑，肥肉则无肥腻之感，宜口无比。

"一番花落成空果，信手拈来是苦瓜。"苦瓜就是这样一种耐人寻味的菜，它可以让你对它的感情一波三折，先让你厌恶它，然后又不由自主地喜欢它，这种感觉很奇特，难以用语言描述，这就是苦瓜的魅力。

苦瓜消苦夏，小满来了，那种苦尽甘来的诱惑又开始召唤了，我也会大快朵颐，不亦乐乎。

芒种·杏：正是麦杏黄熟时

"芒种至，见黄杏。"芒种是无比忙碌的节气，也是杏成熟的季节。此时，恍若是杏的天下，菜市场，水果摊，几乎都有成堆成堆的黄杏，它们在阳光下泛着亮光，让人一看，心里便沁出酸水来。最好吃的杏是那种随着麦子的泛黄而变黄的麦黄杏，捏一个放在嘴里，酸甜糯软，舌底生津，夏日的困倦，夏日的萎靡不振，全部因一枚小小的杏而消失殆尽。

杏，一种古老的植物，《黄帝内经》把它列为五果之一，春秋时期的《管子》也有"五沃之土，其木宜杏"的记载。杏，色泽悦目，香气扑鼻，果肉多汁，风味甜美，深得人们的喜爱。《述异记》曾记载："南海中多杏。海上人云：仙人种杏处。汉时，尝有人舟行遇风，泊此洲五六日，日食杏，故免死。"因此典故，本是寻常水果的杏便有了"仙人杏"的美称。它也不负"仙人"之名，为滋补的佳品。

杏树曾是乡村最常见的树，也是最受小孩子欢迎的树。村外有一条又长又宽又高的大坝，坝上载满了桃、杏、李子等果树，最多的是杏树。当春风刚暖时，杏花便迫不及待地绽放了，让大坝成了迷人的粉色世界，也给村子插上无数的羽翼，一切因此轻盈、透亮、欣欣然，让十里八村的人羡慕不已。

几场雨过后，杏树完成了春与夏的交替。枝丫间挤满了毛茸茸的青杏，像颗颗玲珑剔透的翡翠，晶莹圆润。从杏在刚刚萎干的杏花里形成小拇指大小，绣着一层层茸茸细毛的时候开始，我和小伙伴就惦记它们了。有时候，趁大人不注意，偷摘几个，然后迅速逃遁，隐藏起来，嘻嘻哈哈品尝那酸果醋精的小杏。咬一口，酸得龇牙咧嘴，睁不开眼睛。哪怕是这样，还要偷摘，且乐此不疲。

在焦急的等待中，越来越热的风吹黄了麦子，也吹黄了一树又一树的杏，那是一种气势、一种壮丽、一种蓬勃。一个个圆滚滚的杏，像水晶一般，闪耀着炫目的金光，把树枝都压弯了。人在远处，就有一股挡不住的清香扑面而来。此时，母亲拿出长竿、钩、篓子等，大张旗鼓地摘杏；我一边帮忙，一边吃。熟透的杏，透着香甜的气息，用手轻轻一掰，黄澄澄的果肉闪着莹润的光辉，将你诱惑。吃进嘴里，香中透甜，甜中微酸，甚是爽口爽脾。

那时，吃过的杏核也舍不得丢掉，洗净，用来当作"捡子"游戏的道具。玩腻了，再用石头把杏核敲碎，取出里面的杏仁来吃，甜脆中略带苦意。或是将杏仁晒干了，用袋子装着，等着摊贩来收取换钱。若是遇到杏丰收的时候，大人们会拿些到街上去卖，不需要吆喝，眨眼的工夫就卖光了，像俗语所说的："宁吃鲜杏一颗，不吃烂桃一筐。"足见人们对杏的喜爱之情。

在杏树开花、结果、成熟的轮回中，我慢慢地长大，可是对于杏的喜爱却与日俱增：每当杏黄熟时，都要或多或少地吃些通体金黄的杏。轻轻掰开，映入眼帘的是鲜黄近红的果肉，略停片刻，凹心里便沁出一汪杏汁来，用舌尖轻轻一舔，那清香的甜味无可比拟，放进嘴里一嚼，清凉凉如蜜一样的汁水，和着杏肉，直接渗到肺腑里去了。

杏，除鲜吃以外，亦可以做成杏干、杏脯、杏子酱、杏果酒等，每一种都让人垂涎。晒制杏干时，要先蒸熟，然后再晒，如此晒出来的杏干色泽金黄，呈半透明状，如琥珀一般，可以看见果肉的纹理。杏子酱只需将鲜杏去皮，与冰糖一起熬煮，待果肉糜烂成糊时盛出，既去除了杏的酸涩，又最大限度地保留了杏的鲜美，让人体会到一份诗意的山野生活。

有一次我去新疆，正逢杏熟时节。看着漫山遍野的黄杏，整个人一下子就蒙了。成熟的杏，呈金黄色，皮极薄，里面的蜜汁仿佛要渗出来，在晨光的照耀下像透明的蜂蜜一样迷人。吃到嘴里，绵软、甜润、清香。在风情别具的西域大地，一边看维吾尔族的歌舞，一边吃杏吃到饱，可谓是人生的极乐。

杏的药用价值主要在杏仁，相传明翰林学士辛士逊夜宿青城山，梦见一道姑，传授其药方："汝旦旦食杏仁七枚，可致长生不老，耳目聪明。"此后，这位翰林便如方服食，至老身体轻健，脑力敏捷。神话传说都源于现实，经考证，杏仁确颇具功效，《神农本草经》说它："主咳逆上气，雷鸣，喉痹下气，产乳，金创，寒心，贲豚，生川谷。"

杏仁的吃法多样。可做干果吃，有名者如新疆的巴旦木，"壳薄而仁甘美，点茶食之，味如榛子，西人以充方物"；可煲粥，如杏仁粥；可入馔，如杏仁豆腐、杏仁豆豉等。杏仁豆腐常食，杏仁豆豉颇为罕见。明代的宋诩在《宋氏养生部》中记载了其做法："先用大黄豆四升，芼熟，晾去水，盐四两和之，以杏仁去皮尖二升，同生姜、桂皮、白芷、紫苏茎切碎，囊括入水。芼去苦味，晾干，通和豆，晒燥，复囊括甑熟透彻。俟寒，贮瓷器。"读起来，诱惑无限，让人胃口大开。

在民间，流传最广的是"白如霜，香似酪"的杏仁茶：将杏仁、粳米、绿豆等磨成浆，加白糖煮熟饮用，是夏天解暑、清热、润肺的清凉饮料，真的是"一碗琼浆真适口，香甜莫比杏仁茶"。杏仁茶古已有之，称之为杏酪。《本草拾遗》称："杏酪浓煎如膏，服之润五脏，去痰嗽。"元代以后，杏仁茶逐渐进入了宫廷膳房，清代蜚声宇内的"满汉全席"也有它的芳香。

每一种节气，都对应着一种时令吃食，它们最能慰藉我们的胃、我们的心。在"夜来南风起，小麦覆陇黄"的芒种时节，一枚金灿灿、黄澄澄、甘香盈溢齿颊的麦黄杏是必不可少的，那是一份生活的情趣，也是一种来自乡土的气息。

芒种·鲤鱼：金盘脍鲤鱼

"五月节，谓有芒之种谷可稼种矣。"芒种，一个人忙碌的节气，也是鱼儿忙碌的节气。谚语有云："芒种鱼忙碌，撑破小鱼篓。"芒种时节，鲤鱼正值产卵期，体内积蓄了脂肪，身体肥硕结实，吃起来有种香甜的感觉，亦有助于祛湿开胃、利水消肿，是不可多得的"清补第一鲜"。

鲤鱼，一种古老的鱼类，形态可爱，肥嫩鲜美，肉味纯正，很早就被视为美味，汉时就有"就我求珍肴，金盘脍鲤鱼"的诗句。南北朝的陶弘景更是称赞道："鲤鱼为诸鱼之长，为食品上味。"鲤鱼也是一种寻常的鱼类，几乎每个地域都有其潜游的身影。加上鱼跃龙门、年年有余之寓意，逢年过节，家家都要来上一盘鲤鱼，以增添喜庆的气氛。

唐之前，鲤鱼排在鱼鲜的第一位。古人烹食鲤鱼，讲究精烹细做，讲究色香味俱全。《调鼎集》中有名为烹鲤鱼腴的菜肴，鲤鱼腹下的肥肉为腴，切成长方条，以油、盐、酒烹至金黄色，配以紫扁豆、松花蛋或莴笋，口味绝佳。此外还有炒鲤鱼肠，鱼肠越大越佳，配以白笋片、黑木耳，用热油爆炒，风味颇为独特。读后，不得不佩服古人吃得讲究，吃得精细，吃得滋润。

鲤鱼肉味鲜美，其做法也多样。每次外出，品尝当地的特色鱼肴便成了我的首要任务。最有名者是黄河和微山湖的鲤鱼，《诗经》云："岂其食鱼，必河之鲤。"这说的是黄河的鲤鱼，红尾、黄鳞、尖头、小嘴、细腻滑嫩。四鼻鲤鱼则为微山湖独家特产，鱼嘴上部比他处的鲤鱼多长出两根短须，酷像长了四个鼻孔，因而得名。四鼻鲤鱼的肥美胜过黄河之鲤，是盛大宴席上的美馔佳肴，倍受美食家们的青睐。

四鼻鲤鱼的做法有两种。一为红烧：将鱼放入油锅里炸，然后另起油锅，将葱、姜、蒜等佐料煸香，加水炖煮，待炖透后盛出；吃起来，外润里嫩，汁浓鲜香。一为糖醋：同样将鱼放入油锅炸，待炸透后，浇上熬好的糖醋汁，吃起来外酥里嫩，兼具五味。相传乾隆皇帝、毛泽东主席食后，都大加赞赏。

有一次，荡舟微山湖上，湖水清澈，一望无际，湖上烟气氤氲。渔船打破了湖面的宁静，不时有水鸟从芦苇丛中冲出。掌舵的渔老大是捕鱼的高手，一网下去都不会落空。鱼捕上来，直接在船上炖煮。鱼杀好后，将葱、姜略煎，加水炖煮，至汤白如乳时食用。清煮出来的鲤鱼，鱼肉、鱼汤俱美。一边看着浩渺的湖光秀色，一边吃着爽口的四鼻鲤鱼，畅快极了，真有一种"小舟从此逝，江海寄余生"的感慨。

在徐州，有无鲤不成席的风俗，儿童入学、学子进考必食鲤鱼，喻其"成龙"之意。历史上，名气最大的是与南朝宋武帝刘

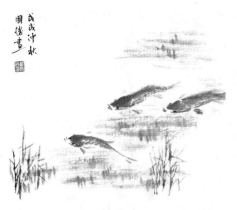

　　清煮出来的鲤鱼，鱼肉、鱼汤俱美。一边看着浩渺的湖光秀色，一边吃着爽口的四鼻鲤鱼，畅快极了。

裕有关的龙门鱼。相传，他幼年入学时，其父设宴庆贺，席上有红烧鲤鱼，希望刘裕能像跳过龙门的鲤鱼，通达富贵。刘裕听后，随手将红烧猪肉块、鸡块垫在鱼头、鱼尾下方，再将烩蛋浇在鱼身上，以示鲤鱼已经跃过龙门，翱翔在云彩之中。后人名之为龙门鱼，且延续至今。

河南有瓦块鱼：一块块炸黄了的鱼，微微弯卷，像一片片瓦，故此得名。制作时，选活的鲤鱼，取中段肉厚处最精的部分，去皮裹上蛋白荧粉，温油炸黄。再把蒜末、姜末煸炒，放入辣椒酱，加盐、酱油，最后均匀地浇到鱼块上，炖煮十多分钟，即可上桌了。其鲜香入味，辣而不麻，很是下饭。吃完鱼肉，再将鱼汤泡饭，那种饱腹感和满足感无与伦比。

印象中，鲤鱼最别致的吃法当数天津的罾蹦鲤鱼。罾蹦鲤鱼以整条带鳞的活鲤鱼炸熘而成，也是全国唯一带鳞的做法。成菜后，鱼的姿态如同在罾网中挣扎蹦跃一般，因此得名。在民间，此菜又被称为挣命鲤鱼。罾蹦鲤鱼肉质鲜美、大酸大甜，甚为可口。最难得的是，鱼骨、鱼鳞、鱼皮都是少见的美味，吃进嘴里会发出清脆的声响，让人食欲大增。

罾蹦鲤鱼的做法堪称复杂，将新鲜的鲤鱼去鳃、去内脏，鱼鳞一定要保存。再在鱼头的底部劈一刀，使鱼头和鱼腹向两侧敞开。放入油锅中炸，炸的时候提起鱼头鱼尾，先背朝下炸，使鱼鳞翻起，然后背朝上炸，炸至头骨发酥，捞出放在盘子上。另起油锅，用葱、姜、糖、醋等熬制卤汁。最后将滚烫的卤汁浇到鱼身上，发出"吱吱"的声音，格外增添食趣，像民间流传的俗语一样："头扬尾巴翘，浇汁吱吱叫。"

鲤鱼在传统文化中占有重要的地位，卧冰求鲤、鲤鱼跳龙门等典故数不胜数。孔夫子的儿子也以鲤命名，据历史记载：孔子娶于宋并官氏之女。一岁而生伯鱼。鱼之生也，鲁昭公以鲤鱼赐孔子。孔子荣君之贶，故因名子曰鲤，字伯鱼。民间视鲤鱼为吉祥之物，新婚之后须请媒人吃鲤鱼，以示感谢。老人活到七十三岁时，女儿们须送上两条鲤鱼，寓意"七十三，吃了鲤鱼蹿一蹿"，以祝愿老人延年益寿。

鲤鱼余味悠香，令人难忘。从营养学角度来说，鲤鱼含不饱和脂肪酸，能防治动脉硬化、冠心病，让人健康长寿。《本草纲目》称："鲤乃阴中之阳，其功长于利小便……烧之则从火化，故能发散风寒，平肺通乳，解肠胃及肿毒之邪。"鲤鱼富含的矿物质和维生素，极易被消化吸收，适合各类人群食用，特别是孕妇，《日华子诸家本草》记载道："治怀妊身肿，及胎气不安。"

鱼，余也！一盘鱼里包含着无限美好的憧憬。鲤鱼更是鱼肴中的极品，一家人围坐在一起吃一尾鲤鱼，足以让满室生辉，幸福无限。

夏至·西瓜：下咽顿除烟火气

夏至，二十四节气中最早被确立的节气，自古被赋予了仪式上的意义。时至今日，诸多的仪式早已渐行渐远，唯有吃的习俗丝毫不减。西瓜是夏至最令人欣喜的风物，也是最动人的一抹风韵。

西瓜绿色的外皮给人无限清凉之感，打开后，红瓤、黑籽，活色生香，吃一口，沁人心脾的甘甜霎时从心底升起，让你暑气顿消。对于那些因苦夏而食欲不振的人来说，甘甜多汁的西瓜堪称良药，足以让你满身爽气。可以说，汁水四溢的夏天，是从劈开一个西瓜开始的。

酷夏，西瓜是最常见、最消暑、最解渴的瓜果，也是最天然的饮料，对人体益处多多。《本草纲目》称西瓜甘寒无毒，"消烦止渴，解暑热"，且"宽中下气，利小水，治血痢，解酒毒，治口疮"。民间也一直有着"夏日吃西瓜，药物不用抓"的谚语，《本经逢源》等医书更是将西瓜称作"天生白虎汤"，有清暑益气的作用，可见西瓜的营养价值和医学功效。

西瓜是一种古老的瓜果，又称水瓜、寒瓜、夏瓜等，堪称

"瓜中之王"，其西瓜之名最早出现在欧阳修的《新五代史》中，"遂入平川，多草木，始食西瓜，云契丹破回纥得此种，以牛粪覆棚而种，大如中国冬瓜而味甘"。西瓜成为平民百姓口中的吃食则是从南宋开始的。洪皓出使金国时将西瓜带回中原，他在《松漠纪闻》写道："西瓜形如匾蒲而圆，色极青翠，经岁则变黄，其脆类甜瓜，味甘脆，中有汁，尤冷。"

从此，西瓜之名频频出现在文人墨客的笔端。范成大有《西瓜园》诗："碧蔓凌霜卧软沙，年来处处食西瓜。形模濩落淡如水，未可蒲萄苜蓿夸。"元代一位诗人的《西瓜行》诗，写出了对西瓜的一往情深："缕缕花实沾唾碧，痕痕丹血掐肤红。香浮笑语牙生水，凉水衣襟骨有风。"作为美食大家的汪曾祺，吃西瓜颇有讲究："西瓜以绳络悬之井中，下午剖食，一刀下去，咔嚓有声，凉气四溢，连眼睛都是凉的。"

纵观古今名人，把对西瓜的喜欢发挥到极致的是清朝的慈禧。相传八国联军入侵时，慈禧在西逃的过程中，燥热难耐，吃了同州知府奉献的西瓜后，顿觉满腹生津，神清气爽。从此，同州的西瓜一跃成了皇家的贡品。慈禧回到北京后，对同州的西瓜念念不忘，在满足口腹之欲的同时，命人用新疆的和田玉，雕了两个绿油油、惟妙惟肖的西瓜，且经常把玩，爱不释手。

对于西瓜，我也极为喜爱。在热浪翻滚的夏季，啃上块西瓜是件快事。小时候，西瓜不像现在一年四季都有，是夏天独有的瓜果。我住的村庄在黄河故岸边，河两岸是高高的堤坝，种植出

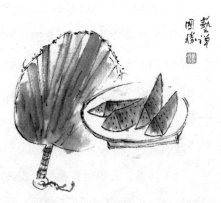

　　吃西瓜前，母亲喜欢打一盆井水，将瓜放在里面浸段时间，拎出来，瓜皮明丽动人，吃起来冰爽甜润。

来的西瓜沙瓤、黑子，吃起来瓤沙汁甜，清凉爽口，像文天祥在《西瓜诗》里所说的"下咽顿除烟火气，入齿便作冰雪声"。吃西瓜前，母亲喜欢打一盆井水，将瓜放在里面浸段时间，拎出来，瓜皮明丽动人，吃起来冰爽甜润。

爷爷在堤坝上种了一大片西瓜，为精心侍弄它们，他把家安在了堤坝上，吃住都在瓜棚里。瓜棚也简单，几根木头一支，顶上铺一层茅草就成了。暑假时，我常去瓜棚，和爷爷一起看瓜，那是一件有趣的事情。夜幕降临，青蛙、蟋蟀、萤火虫等小动物和昆虫，全都从草丛里钻出来，整个瓜地也变得热闹起来。爷爷一边用蒲扇给我驱赶蚊虫，一边给我讲《西游记》《三国演义》等故事，那温馨的情景至今难忘。

看瓜还有一个好处，想吃瓜了，爷爷到地里转一圈，没多大会儿，就抱着一个大西瓜回来。不用刀子，爷爷用手掌轻轻一劈，瓜就裂开了，红色的瓜瓤将我诱惑，我用牙一咬，又甜又沙，口齿生津。有时，爷爷将捉到的蚂蚱用火烤着吃，只要听到那吱吱响的声音，就意味着蚂蚱烤熟了，放进嘴里，又脆又香。

再后来，一年四季均可吃到西瓜，可我依然喜欢在夏天吃西瓜，唯有这个时候才能吃得酣畅淋漓，才能享受那种"破来肌体莹，嚼处齿牙寒"的感受。每年夏天，买西瓜时，我从不一个一个地买，而是一袋子一袋子地买，于是就不担心没西瓜吃了。无论什么时候，想吃西瓜都是有的。等吃到只剩一两个时，再去买来一袋子，让人觉得日子是那样地殷实、富足。

西瓜浑身是宝，瓜皮也有妙用，稍稍处理，就是夏日里绝妙的吃食。最简单的吃法是凉拌，只需将外面的硬皮削掉，切成条状，拌以香醋、食盐等即可。此外，素炒亦不错，用热锅爆炒，出锅时，放点醋，吃起来，酸溜溜、甜丝丝，足以让人胃口大开。冯杰在名为《西瓜翠衣是什么衣》的文章中写道："西瓜皮上面纵横着绿色的虎皮斑纹，上面山水起伏，回转蜿蜒，迷茫迷离，它们一道道延伸到北中原大地深处。"对于他来说，童年因西瓜皮而甜蜜而幸福。

西瓜皮亦可以做馅包饺子，将外皮去掉、洗净，用搅拌机打成糊，用纱布将汁水挤干，滤出的瓜皮汁用来揉面，剩下的渣子留着做馅。再将剩下的瓜瓤切成丁，挤干水分，将炒熟的鸡蛋、海米、瓜丁、绿皮糊和佐料等一起混合拌匀，就可以包饺子了。包出的饺子翠绿翠绿的，散发着淡淡的清爽气息，吃起来口感清脆，堪称极佳的吃食。

"夏至到，鹿角解，蝉始鸣，半夏生。"在炎炎的夏日，在日渐浓密的树荫下，伴着蝉的嘶鸣声，啃上一块甜美的西瓜，不仅为炎热的夏季增添一抹亮色，也足以让你享受到了如醍醐灌顶的清凉与痛快。

夏至·苋菜：笑侬只爱红水汤

"阳极之至，阴气始生。日北至，日长之至，影短至，故曰夏至。"夏至是一年之中阳气至盛的日子，人们为了清热解毒，安度暑日，"补气除热，通九窍"的苋菜就成了绝佳的选择。苋菜色泽鲜美，鲜嫩清爽，那糯软的口感足以让人停不下筷子，那内含的鲜香亦会让人余味无穷。

苋菜又名凫葵、荇菜，是一种一年生的植物，根系发达，宋人陆佃在《埤雅》中称："苋之茎叶皆高大易见，故其字从见。"苋菜的生命力极为旺盛，对生长条件没什么要求。房前屋后、田头地脑，甚至是砖头缝里，只要有一点土，它都可以茁壮成长，或单棵，或成片。苋菜的摘法也特别，不需连根拔起，也不需镰刀等，只需用手掐，且不影响苋菜的生长，越掐反而其生长得越快，没几天又发出新叶。

苋菜主要有两种：一种是叶片翠绿的绿苋，一种是紫红色的红苋。清代的薛宝辰在《素食说略》中记载："苋菜有红、绿两种，以香油炒过，加高汤煨之。"红苋做菜、做汤，都呈现出一种独特的红色，让人充满了食欲。宋代的《图经本草》中说：

"赤苋亦谓之花苋，茎叶深赤，根茎亦可糟藏，食之甚美。"小时候，我喜欢把苋菜汤拌在饭里吃，雪白的米饭浇上红红的汤汁，霎时惊艳起来，浓如胭脂，色味俱美。

苋菜的吃法极多，可蒸，可凉拌，可炒，可烩，可做汤，通常的做法是素炒和做汤。素炒时，油要足，且一定要配上几瓣大蒜，就像美女作家张爱玲所说的："炒苋菜没蒜，简直不值一炒。"油热了以后，将大蒜煸出香味，再将苋菜倒入锅中，翻炒几下，就可出锅。炒出来的苋菜色泽明洁隽雅，味道清淡鲜爽，蒜的辣味与苋菜的清香混在一起，只是一闻，就醉了。那脆脆的口感，让人一生怀念。

苋菜常被用来做汤。红苋做成的汤，更是称得上秀色可餐。我最喜欢喝母亲做的面筋汤：将面粉加水用筷子快速搅拌，搅拌时顺着一个方向，这样搅拌出来的面筋才筋道、耐嚼；搁置半小时后，把面团放入水盆里，用手慢慢挤压，大概三次，面筋就洗好了；待苋菜汤开锅后，用手将面筋撕开放入锅中，再倒入洗面筋的水，煮开后，加入鸡蛋即可。

面筋汤是一种美味的汤，也是一种亲民的汤。汤可朴素，只需清水、苋菜、鸡蛋、西红柿、木耳等，即可成汤；汤亦可豪华，用母鸡、鳝鱼、原骨煲汤，再辅以炒过的花生米、虾皮等，更能增加其风味。汤味道鲜美，喝完一碗，还想再来一碗。小时候，面筋汤是夏天最受欢迎的吃食，每次母亲都会烧上一大锅，我从早上喝到晚上，过足了瘾。

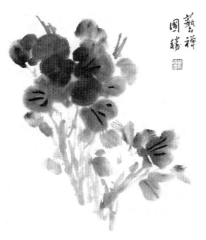

　　小时候，我喜欢把苋菜汤拌在饭里吃，雪白的米饭浇上红红的汤汁，霎时惊艳起来，浓如胭脂，色味俱美。

苋菜是苦夏难得的一道开胃佳菜，南北诸地都能寻得它的芳踪，如皮蛋烩苋菜、咸鸭蛋黄烩苋菜等。粤菜中的蟹蓉烩苋菜，堪称是苋菜最豪华的吃法。苋菜洗净，用热水氽熟；将蟹肉洗净，和蛋清一起调成蟹蓉；最后起锅将苋菜、蟹蓉一起炖煮，烧开后勾芡，同时倒入牛奶，盛碗后撒上火腿末，那味道真是一个美啊。

江南一带，苋菜除去寻常的焯、炒，还有名为苋菜黄鱼羹的吃食。一壶馥郁芳香的黄酒、一碗花红似火的鱼羹，再佐以豆腐干、茴香豆、熏鹅，一边惬意地小酌，一边看着街上的景致，那份来自灵魂上的放松与自在是平时少有的。无锡等地，至今保留着夏至吃苋菜馅馄饨的习俗。夏至吃了苋菜馅的馄饨不会疰夏，民间甚至有"夏至不吃馄饨，死后没有坟墩"之说。

"六月苋，当猪肝。"苋菜是不可多得的保健食品，富含其他植物所缺乏的赖氨酸，有利于人体的成长发育，是贫血患者食用的佳蔬，被誉为补血菜、长寿菜。妻子刚怀孕那段时间，对什么都没有食欲，独独想吃苋菜。于是，母亲把苋菜变着花样做给妻子吃，让她度过了反应最厉害的那段时期，这也让我对苋菜有了更深的依恋。

苋菜是美食，亦是良药，它的食疗作用不可忽视。苋菜性味甘凉，具有清热、明目、解毒、止痢等功效。《神农本草经》这本最早的药膳书将苋菜作为一种佳品记录在册，其叶、其根、其籽，均可入药。小时候，拉肚子了，母亲就用醋熘苋菜，加比平常更多的蒜，让我吃，吃上两顿就好了。

　　苋菜作为一种色香味俱全的时蔬，颇受人们的喜爱。在诗人陆游的心中，用苋菜熬成的粥，是人间的美味："菹有秋菰白，羹惟野苋红。何人万钱筋，一笑对西风。"周作人则钟爱苋菜梗，他在《苋菜梗》中写道："苋菜梗的制法须俟其'抽茎如人长'，肌肉充实的时候，去叶取梗，切作寸许长短，用盐腌藏瓦坛中；候发酵即成，生熟皆可食。平民几乎家家皆制，每食必备……别有一种山野之趣。"

　　张爱玲堪称一代奇女子，她对苋菜更是情有独钟，在她的笔下，苋菜变得更加靓丽，更加性感宜人："苋菜上市的季节，我总是捧着一碗乌油油紫红夹墨绿丝的苋菜，里面一颗颗肥白的蒜瓣染成浅粉红。在天光下过街，像捧着一盆常见的不知名的西洋盆栽，小粉红花，斑斑点点暗红苔绿相同的铁锯齿边大尖叶子，朱翠离披。"哪怕是不知苋菜为何物的人，读完之后，也会寻来苋菜，享用一番。

　　"登于白玉盘，藉以如霞绮。苋也无所施，胡颜入筐篚。"苋菜作为夏日最常见的一种蔬菜，也是一种平民化的蔬菜，养人亦养心。对我来说，不管是红苋、青苋，不管是清炒、烧汤，我都来者不拒。苋菜虽为寻常之物，却有着一种清宁生活的妥帖，让人向往。

小暑·鳝鱼：小暑黄鳝赛人参

"倏忽温风至，因循小暑来。"小暑，反映夏日暑热程度的节气，标志着暑天的正式开始。此时也是品尝黄鳝的最佳时节，民间素有"小暑黄鳝赛人参""冬吃一支参，夏吃一条鳝"的说法。在此时节，黄鳝最为鲜美，体壮而肥，刺少肉多，是人们竞相解馋的一口鲜。在解热防暑的同时，亦可享受口腹之欲，是一件何其美哉、何其乐哉的事情！

鳝鱼古称护子鱼、长鱼，因腹为黄色，俗称黄鳝。鳝鱼是颇为常见的鱼儿，多生活在水田、河溪、池塘和湖泊的底层，适应力极强，与甲鱼、泥鳅、乌龟并称为"四大河鲜"。黄鳝细长，呈蛇形，肉细嫩，味鲜美，只有主骨刺，是餐桌上常见的佳肴。吃法亦是多样，可烧、可爆、可炖、可煮，明代的宋诩在其所著的《宋氏养生部》中有蒜烧鳝的介绍，清代的《调鼎集》也有脍鳝鱼、鳝鱼面、焖鳝鱼丝等烹制方法。

民间之所以有"小暑黄鳝赛人参"的说法，是因其含有丰富的矿物质和维生素，具有补血、补气、消炎、消毒等保健功效。加之夏季是风湿性疾病的缓解期，若是适时吃些具有温补作用的鳝鱼，可调节脏腑、改善体质，起到冬病夏治的作用。因此，鳝鱼颇受人们的喜爱。清咸丰年间，江南一带流行以鳝鱼为主料的长鱼全席，让人情不自禁地去想象那是何等的饕餮之宴，宴上都是何等的美味之肴。

对于鳝鱼，我无比熟悉。儿时，在水田里，经常可见它们的身影，它们也给我的童年增添了一份乐趣、一份味道。那时候，小伙伴们经常提着水桶，结伴去水田里捉鳝鱼，每次都收获颇丰。回到家，母亲用尖刀将鱼身一一划开，取出脏腑，用盐搓掉皮上的黏液，即可烹食。母亲喜欢将鳝鱼切段，用辣椒和葱段爆炒，再和猪肉一起炖，待鱼香与肉香弥漫整个厨房，就可以享用了。全家人一边吃着香喷喷的鳝鱼，一边聊起水田捉鳝鱼的趣事，真的是不亦乐乎。

记忆中，蚯蚓是鳝鱼最爱的食物。没事的时候，喊上几个小伙伴，拿着小锄头，提着小水桶，去村子里的各个角落挖蚯蚓。无论大小，统统收入桶中，因为挖到的蚯蚓越多，意味着捉到的鳝鱼越多。当时流行一种名为鳝笼的竹笼子，用约一厘米宽的竹篾编成，笼身封得死死的，两头开口，一头封闭，一头开启，口子为倒刺状，让鳝鱼进得去，出不来。傍晚时分，将笼子放在鳝鱼常出没的水田埂边，笼里的蚯蚓便将鳝鱼吸引来。第二天一早，笼子里或多或少都会有几条鳝鱼，让人不失所望。

后来，我外出求学、奔波，可是每年的小暑前后，无论工作如何繁忙，都会抽时间吃上几顿鳝鱼，或是一盘生炒鳝丝，或是一盘红烧鳝段，最不济也要来一碗鳝丝羹。我早早地来到鱼市，挑几条肥壮的鳝鱼，让师傅宰杀好，然后回家或奢或俭地烹饪一番。最常做焖鳝段：将鳝鱼切段煸炒，加酱油焖烂，鱼肉酥软，汤汁浓郁。美滋滋地吃上一顿鳝鱼，夏季的溽热、夏季的烦闷，似乎都在一盘鳝肴中消失殆尽，整个人也清爽起来。

鳝鱼是寻常之物，亦是鲜美之物，吃法也不一而足，棒棒鳝丝、炝虎尾、红烧马鞍桥、蒜子鳝筒等，都是颇负盛名的佳肴。在诸多的以鳝鱼为食材的菜肴中，无锡的梁溪脆鳝尤为独特，吃起来口感松脆，咸中有甜。脆鳝无论是选料，还是加工，都一丝不苟。先将活的鳝鱼在盐开水锅中微煮，去除头骨，切成鳝条，再放入油锅中炸，待发出爆炸声捞出，如此三次，才可以装盘。最后浇上姜、葱、料酒、酱油、白糖等调成的卤汁，甚是可口。

广东人好吃鳝鱼，有两道与鳝鱼有关的佳肴：一为黄鳝饭，一为冰镇鳝片。二者因烹饪方法的不同，味道也各有千秋。顾名思义，冰镇鳝片是将鳝鱼切成片，放在冰丛里，吃时，用筷子拨开冰，将晶莹水滑的鳝片翻找出来，再蘸上芥末酱油，生鲜而脆甜。第一次吃这道菜的时候，我长时间不敢下箸。后来在朋友的催促下，才夹起一块鳝片，让我没想到的是，那真是一种无比爽口的享受。

相较于冰镇鳝片，黄鳝饭色香味俱全，更加让人心生向往。逗留广州期间，在一位朋友家里吃到了地道的黄鳝饭。煲内的金黄米粒，渗出鳝鱼的肉汁鲜味，焦香的锅巴香脆可口。询问其中的技巧，原来在剔去鱼骨、鱼肠的时候，要保留些鳝鱼血，意在滋补和保留食材的野趣。再把鳝鱼用开水烫熟，用手撕开，放入铁锅中，以重油配料煎烧，与米饭快速搅拌，然后放入瓦煲中焖熟，待米饭略微焦煳时，熄火出锅。带着土灶的柴火味、烟火气，与鳝鱼的香相得益彰，互相配合，实在是天衣无缝。

从古至今，鳝鱼为饕餮之徒所喜爱，亦为文人雅士所钟爱。美食大家梁实秋专门写了一篇《生炒鳝鱼丝》，生动地描述了鳝鱼的舌尖滋味："鳝鱼切丝，一两寸长，猪油旺火爆炒，加进少许芫荽，另盐，不须其他任何配料。这样炒出来的鳝鱼，肉是白的，微有脆意，极可口，不失鳝鱼本味。"此外，江浙一带的爆鳝亦令他难以忘怀："爆鳝是炸过的鳝鱼条，然后用酱油焖，加相当多的糖。这种爆鳝，非常香脆，以半碟下酒，另半碟连汁倒在面上，香极了。"

"斗指辛为小暑，斯时天气已热，尚未达于极点，故名也。"在炎热的小暑时节，吃一吃肥壮、粗大、结实、味美的黄鳝，夏日又平添了几分意趣，几分欢愉。

小暑·莲藕：一弯西施臂

"小暑大暑，上蒸下煮。"伴随着小暑到来的炎炎夏天，需要令人舒爽的食物来陪伴。清甜爽脆的莲藕极宜于此时食用，是消夏解暑的无上良品，正如前人所说的一般："藕芽种者最宜发，其芽穿泥成白，即也。长者至丈余，五六月嫩时，没水取之，可作蔬茹，俗呼藕丝菜。"小暑时节，藕无论是作为配角还是主角，都足以让人流连回味，难以割舍。

藕是荷长在水下的根茎，虽生于污泥之中，却洁白如雪。"一弯西施臂，七窍比干心"恰到好处地说出了藕雪白莹润、内部多窍、玲珑剔透的特点。藕也是一种别有风味的吃食，莲藕粥、姜汁藕片、炒藕丁、炸藕合……正如一介文人王稼句在《姑苏食话》中所提到的："如在豆棚瓜架之下，晚风清凉，矮几一竹椅，闲人数位，小菜数款，酒后奉上一碟藕片，情味尤胜。"

藕，脆嫩，多汁，爽口，深受人们的喜爱，很早就被作为美味来享用。汉代的司马相如在《上林赋》中写道："与波摇荡，奄薄水渚，唼喋菁藻，咀嚼菱藕。"由此可见藕的食用历史之久。一直以来，民间素有小暑吃藕的习俗，似乎有了藕的陪伴，再炎热的天气也会有些许的凉爽与舒润。

因饮食文化的差异，南北各地烹制藕的方法大不相同，味道也有所不同。南方多蒸、煮、炖，北方多炒、炝、熘。炒、炝的时候要旺火急炒，待油烧至冒烟时，方可投入切成薄片或是条状的藕，并立即调入陈醋，待藕变色时出锅，如此烹制出来的藕，才更加鲜嫩可口。

藕最简单的吃法是凉拌，切成薄片，待水烧沸后，投入藕片，随放随捞，捞出后立即放入事先备好的凉水中，浸凉，沥干水分，倒入姜末、醋汁、香油、食盐拌匀，即可食用。吃起来，清清脆脆，自有一番来自旷野、河塘的清新之气。此外，将焯过的藕片放入橙汁中腌制，以四五个小时为宜，每隔一小时翻动一下，以便上色、入味均匀。腌好后，直接捞出盛在小碟中，用牙签或是筷子挑食，酸甜爽口，清淡开胃。

藕最惊艳的吃法当数糯米藕，将糯米塞进藕孔，加入冰糖同煮，煮好之后切片，浇上糖桂花，即一碟软绵甜香的桂花糖藕。桂花的香遇上糖藕的甜，堪称绝配。夹一片放入嘴中，香甜适口，那甜在有意无意之间，又不会掩盖藕本来的清香，淡淡的藕香和着淡淡的甜，直沁心脾，慢慢在唇齿间释放萦绕，让你获得一种满足与幸福。民国"吃货"梁实秋提及糯米藕，也是掩饰不住地兴奋："校门口有个小吃摊贩，切下一片片的东西放在碟子上，洒上红糖汁、玫瑰木樨，淡紫色，样子实在令人馋涎欲滴。"

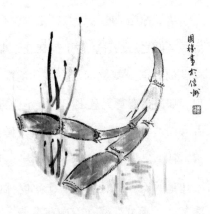

　　在夏季的溽暑时节，行走在街头，看到丰润玉白的藕，心中总会萌生出一份美好。

记忆里，奶奶最爱吃藕，一年四季，藕是她餐桌上、嘴角边的常客。奶奶喜欢将藕片、木耳与胡萝卜等一起清炒，让它们在一个盘子里交相辉映，色泽艳丽、养眼悦目，且口感清爽、滋味清鲜，最能满足味蕾上的享受。奶奶时不时地炖上一锅莲藕排骨汤，把排骨在水里焯一下，和藕、姜片一起放入锅里清炖。水开后，小火慢炖。慢慢地，屋子里都是藕甜丝丝的香气和骨头的肉香，它们缠绵着飘散在空气中，让我忍不住揭开锅盖看一看。终于熟了，奶奶赶紧给早已按捺不住的我盛上一碗，让我先过一下瘾。

那时候，我最喜欢吃奶奶炸的藕圆子，鲜嫩的藕因为与油锅的亲吻而生出另一种滋味。藕洗净去皮剁碎，放入猪肉馅，再加入葱姜、食盐、胡椒粉、面粉等作料，搅拌均匀后，搓成小团，放入油锅中，炸至酥脆即可。金黄的藕圆子在油锅里沉浮游动，香气溢满整个厨房。面的脆酥，藕的爽嫩，肉的鲜香，全在一枚小小的藕圆子上集合。咬下去，每一口都是满满的幸福。奶奶一边炸，我一边吃，她笑眯眯地看着我，仿佛我吃得高兴就是她最大的幸福。

藕除了让人满足味蕾上的享受，亦是一种养生的吃食，有益胃健脾、养血补虚的功效。常年吃藕，可安神健脑，延年益寿。《神农本草经》说藕："味甘平，主补中养神，益气力，除百疾。"《随息居饮食谱》谓："以肥白纯干者为良。生食宜鲜嫩，煮食宜壮老，用砂锅，桑柴缓火煨极烂，入炼白蜜收干食之，最补心脾。若阴虚肝旺，内热血少及诸失血症，但日熬浓藕汤饮之，久久自愈，不服他药可也。"

　　藕亦是怀乡之物，一九二三年的初秋，离家已久的叶圣陶先生与朋友小酌时，嚼着薄薄的雪藕片，忽然怀念起了故乡，遂写了一篇关于故园、关于乡愁的美文——《藕与莼菜》，引起了无数人的感怀。今人胡竹峰亦写道："砧板上的藕被我切成一圈又一圈，像拆迁老屋时散落在地的漏窗，我一一捡起，反正你们不要了，我就把它调成凉菜蘸糖吃，斯时，一嘴湿漉漉的地气恣意缥缈。"

　　在民间，藕、莲、荷都是祥瑞之物，传递着一份美好。藕与偶同音，用藕来祝愿婚姻美满幸福，哪怕是情分尽了，过往的情谊也会常留心头，像人们常挂在嘴上的藕断丝连一样，那是要缠绕一生一世的。看到藕，我会毫无理由地想起陆游，想起他和唐婉的爱情绝唱。虽然他们被棒打鸳鸯，可是那思念的丝线却像不断的藕丝一样，跨越了时空，成为彼此心灵深处一株永远长青的相思树、一块刻骨铭心的三生石，频繁地出现在梦里，出现在词里。

　　"鱼龙成则薮泽竭，薮泽竭则莲藕掘。"藕，一种百吃不厌的吃食。因为喜爱，我学会了姜汁醋藕、蜜汁莲藕、炸藕夹等诸多美食，让日子在藕的美味里芳香四溢。在夏季的溽暑时节，行走在街头，看到丰润玉白的藕，心中总会萌生出一份美好，那丝丝的清甜，仿佛在舌尖流连、缠绵、回味。

大暑·鸭子：大暑老鸭胜补药

"小暑接大暑，热得无处躲。"大暑是一年里最热的时候，此节气流行吃鸭子，既能补充营养，又能去除暑热，是清补的佳品，民间素有"大暑老鸭胜补药"之说。

鸭子又名鹜，是一种古老的水禽。古人养鸭、吃鸭由来已久，据《吴地记》记载："吴王筑城，城以养鸭，周数百里。"可见，早在春秋战国时期，即有了筑地养鸭的传统。六朝时期的《陈书》《南史》等史书，都有鸭肴的记载，如《齐春秋》里的"会文帝遣送米三千石，鸭千头，帝即炊米煮鸭……人人裹饭，媲以鸭肉，帝命众军蓐食，攻之，齐军大溃"。

人们对鸭子情有独钟，食鸭之好南北都有，料理鸭子的方法也数不胜数。南京的盐水鸭是鸭肴中的雅品，《白门食谱》记载："金陵八月时期，盐水鸭最著名，人人以为肉内有桂花香也。"盐水鸭皮白肉嫩，香鲜味美，久食不厌，民间盛赞它"滤油腻，驱腥臭，留鲜美，驻肥嫩"。我第一次吃盐水鸭，在南京的金陵饭店，吃一口，肉嫩多汁，咸淡适中，一时停不住筷子。看着我的吃相，朋友连忙又要了一盘，这才让我过足了瘾。

盐水鸭的制作多选取当年长成的湖鸭，作料也无非是盐、醋、大葱、姜块、八角、花椒等。关键是过程考究，要经过腌制、浸渍、焖烧等诸多工艺。腌制时，须用炒热的花椒盐擦遍鸭的全身，让其味道鲜香、回味深厚。浸渍的关键则在于调制卤汤，最好的是用那种上了年头的老卤子。卤子越老越好，其味道也越醇厚。浸泡鸭子时，要把鸭腔内灌满卤液，保证内外口味统一，最后上火，焖熟即可。

盐水鸭在南京人心中的地位无与伦比，自明代开始就流传着一首民谣："古书院，琉璃塔，玄色缎子，盐水鸭。"将盐水鸭同国子监、大报恩寺塔、云锦并列，可见南京人对盐水鸭的喜爱到了什么程度。如今，南京人把盐水鸭发展到了一鸭多吃的阶段，鸭肉之外，鸭肝、鸭肫、鸭心、鸭掌等，都别有风味。提及盐水鸭，不得不提及明朝的开国皇帝朱元璋。相传，他"日吃盐水鸭一只"，并且把鸭子带到了北京，由此演绎成了如今的北京烤鸭。

一介文人钱文忠极爱南京的盐水鸭，他曾写道："喜欢南京，当然有许多个理由。对我来说，其中的一个，就是那一想起来就直让我思维停顿、目光呆滞的盐水鸭了。最高纪录，一人尽盐水鸭三整只，意犹未够。"对于我来说，我没有这么大的肚子。然而，在秦淮河畔，在夫子庙里，在梧桐树下，一边喝着啤酒，一边啃着盐水鸭，是惬意之极的人生体验。

北京的烤鸭大多采用挂炉的方式烤制而成，炉内的反射热度，让鸭子受热更均匀，达到肥而不腻、瘦而不柴的口感。烤之前，要经过选鸭、填鸭、浇汁、风干等环节，每一个环节都一丝不苟。上炉之前，将水灌进鸭子里，防止烤的时候会因缺水而变柴，于是鸭子才会皮脆柔嫩，油脂四溢，风味独特。

正宗的北京烤鸭色泽枣红，香酥可口，细细品味，飘溢着淡淡的果木清香，尤其是其皮入口香脆。我喜欢吃烤鸭的皮，红润油亮，上面带有丝丝的鸭油，香味扑鼻，用刚刚摊好的薄饼蘸上甜面酱，将鸭皮一卷，塞进嘴里，真是一种贵族般的享受。吃完烤鸭，再来一盆香气醇厚的鸭架汤，神仙生活也不过如此。对女性朋友来说，鸭架汤有美白肌肤、养生润燥、和胃生津的作用。

此外，有名的鸭肴还有很多，如四川的樟茶鸭、广东的脆皮鸭、海南的嘉积鸭、上海的八宝鸭、泉州的姜母鸭等，每一种鸭肴都有着独到的风味，令人垂涎。扬州盛产麻鸭，肉质肥美，制成菜肴更是拔尖，以套鸭最为闻名。古法套鸭以"肥家鸭去骨，板鸭亦去骨，填入家鸭肚内，蒸极烂，整供"。如今，则以家鸭、野鸭、肉鸽替之，并佐以火腿、香菇、笋片等，以文火宽汤炖焖而成，汤汁清鲜，鸭肉肥嫩，吃起来，其味殊绝，妙不可言。

对寻常人家来说，鸭子也易于烹制，且宜奢宜俭。简单的吃法是煲汤，清炖一锅整只鸭汤，煮些馄饨，盛以大海碗，端上桌来待客，既好看又中吃。若是嫌过于简单，可以放些黄豆芽、豆皮、冬瓜、海带等，一起炖煮，同样鲜美，且作为菜饭皆可。此外，鸭子可红烧，可清蒸，可油焖，可以说是无往而不利。

印象里，母亲喜欢用土灶焖土鸭：将鸭子宰杀，处理干净，剁成小块，汆水、过油；锅留底油，下姜片炒香，放鸭肉，慢火焖出油脂，加清汤和调料，焖熟即可出锅。后来出差去南宁，发现当地人烹制鸭子时，喜欢放入柠檬、酸梅等。如此炖出的鸭肉，酸酸辣辣，香脆有肉感，柠檬的酸香中透着梅子的甜味，微辣的口感中藏着鸭肉的细腻，久食不厌。

鸭肉光泽新鲜、脂薄肉嫩、香醇可口，且营养丰富，属于高蛋白、低脂肪的食品，对人的身体极为有益。《随息居饮食谱》记载鸭肉可"滋五脏之阴，清虚劳之热，补血行水，养胃生津"。又称："雄而肥大极老者良。同火腿、海参煨食，补力尤胜。"可以说，鸭肉是滋补的上品和"妙药"。

因为对鸭子的喜爱，许多地方由此产生了颇为有趣的民俗习惯。相亲的小伙子第一次去女方家吃饭时，如果女方的父亲给他夹了个鸭腿，千万不要高兴，这是说明这门婚事没戏了，意思是"走人吧"；相反，如果夹了块鸭屁股，那么就得恭喜他，屁股乃"腚"，意思就是这门婚事"定了"。我听了之后，莞尔不止。

时至今日，吃鸭子已经成了一种文化深入到人们的饮食习惯之中。因为有了它，再溽热的日子也有滋有味，再寻常的日子也有了斑斓的色彩！

大暑·冬瓜：消暑安康有枕瓜

"大暑前后，衣裳溻透。"大暑，一年中最热的季节。此时，绿油油的冬瓜，展现着自己最好的颜色，像夏天的雪糕、雪碧，仅名字就让人顿生凉爽之感，吃在嘴里，更是美味无比，一下子就消去了酷暑的炎热。

冬瓜是一种古老的瓜蔬，别名水芝、地芝、白瓜、枕瓜等，汉代的《广雅·释草》有对它的记载。冬瓜之名是因其表面有一层白粉状的东西，像冬天所结的白霜，故此得名。枕瓜之名是因其长得特别大，且敦厚实在，像古代的枕头。宋代的郑清之有《冬瓜》诗："剪剪黄花秋后春，霜皮露叶护长身。生来笼统君莫笑，腹内能容数百人。"诗人以宰相的肚量形容冬瓜，勾画出冬瓜娇憨可爱的形象。

冬瓜作为一年生的草本植物，对生长条件没有任何要求，只要有土壤，只要浇点水、施点肥，就很容易成长起来，绿油油的枝蔓会蓬蓬勃勃一大片。冬瓜的颜色和枝蔓的颜色一样，不仔细看，不容易发现它的存在。因为这种特点，人们常以冬瓜来形容如何修德修行，正如《菜根谭》里所说的："进德修行，如草里冬瓜。"

因冬瓜上下同粗，形似水桶，人们常以"冬烘"之名喻懵懂浅陋、知识浅薄之人。典故出自《唐摭言·误放》："唐郑薫主持考试，误认颜标为鲁公（颜真卿）的后代，将他取为状元。当时有无名氏作诗嘲讽云：'主司头脑太冬烘，错认颜标作鲁公。'"后来，冬烘之名广为使用，巴金在小说《春》中写道："横竖在书房里跟着那个冬烘先生读书也得不到什么有益的知识。"在上海的方言中，亦常说"你这个冬瓜"，或"你这个冬烘"，颇为有趣。

吃冬瓜时，去皮掏瓤，刀切上去"噌噌噌"，颇有质感，薄薄的一片片，透明、晶莹，简直似玉片。冬瓜的吃法亦多，前人颇有经验之谈："其肉可煮为茹，可蜜为果；其子仁亦可食，盖兼蔬、果之用。"冬瓜是蔬菜界的百搭，搭配的食材极多，荤的有排骨、火腿、老鸭等，素的有三菇六耳等。

在我看来，冬瓜就如同一个"老戏骨"，能烘托不同的主角，且自身又得到极好的发挥，自身的无味也因着其他的百味，有了不同的滋味。袁枚在《随园食单》中列有冬瓜专条："冬瓜之用最多，拌燕窝、鱼、肉、鳗、鳝、火腿皆可。"他以极其简洁的笔墨形容了冬瓜燕窝的妙处："以柔配柔，以清入清……甚佳"。

红烧冬瓜，又名琥珀冬瓜，《养小录》中有此佳肴："老冬瓜去皮切块，用最浓肉汁煮，久久色如琥珀，味方美妙。"广东

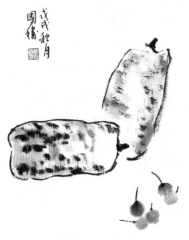

　　在炎炎的夏季，不妨以冬瓜为食，清炒冬瓜、冬瓜排骨，最后再来一碗冬瓜海米汤，这是一件何其美哉乐哉的事情！

有鲜虾烩瓜茸，将虾仁与冬瓜相配烹制，软滑的瓜糜，鲜爽的虾仁，食之清爽可口。最有名者当数冬瓜盅，以冬瓜为盅，投以芦笋、茄子、丝瓜、蘑菇、木耳等，烹制而成，瓜色青翠，瓜肉滋味多样，汤清味鲜，堪称素食中的"航母"。

我最爱冬瓜排骨，肉的醇香与冬瓜的清香相得益彰。冬瓜软糯，排骨清鲜。咬上一口吸收了肉香的冬瓜，鲜美的汤汁顺势流淌。炖的时间久了，冬瓜软烂，将汁浇到米饭上，最美的人间滋味不过如此。面对冬瓜排骨，我似乎换了一个人，一碗饭总是不够的，总要再来一碗，那是一种无比满足的饱腹感。

冬瓜最经典的搭配当数海米，海米冬瓜堪称是风靡大江南北的名肴。冬瓜与海米的搭配像数学公式一样，印在了许多人的记忆深处。海米无须太多，只要一小把即可，主要是提鲜用。烹制时，先把海米、冬瓜炝炒，然后加水，煮至汤头发白，一碗鲜香无比的海米冬瓜就可以上桌了。

南京鸡鸣寺有名为腐乳般若的禅菜，看上去灿然如火，实则用洁白的冬瓜烹制而成。品尝时，多数人认为主食材是豆腐，经僧人告知，才知道是冬瓜。冬瓜去皮切成块，放入平底锅中，将一边煎至焦黄色。再翻转冬瓜，用糖、酱油烧至成肉色，小火煨熟，盛入盘中。再将菠菜炒熟放在盘子四周，最后以豆腐乳、冬菇水等勾芡，浇在冬瓜上即可。

冬瓜，炒、煮、炖、烧之外，亦可以做成冬瓜糖、冬瓜茶。冬瓜糖，一种颇受人们欢迎的蜜饯。在那个物资匮乏的年代，冬瓜糖是结婚时必备的喜糖，象征着甜甜蜜蜜、白头偕老、幸福长远。冬瓜去皮去瓤，切成丁，放入石灰水中浸泡，清水冲洗后放入锅中煮，最后放入盘中，沾上糖粉，即成了雪白绵软的冬瓜糖。薄薄的糖衣包裹着松软的冬瓜肉，香甜可口的同时，带有丝丝的清凉。

奶奶健在时，每到大暑，她都要煮上一锅消暑的冬瓜茶。冬瓜洗净，连皮一起切成丁，加入红糖、冰糖、清水，用微火熬煮。熬煮时，要保持微微的沸腾状态，并不时地搅拌，待糖浆变稠、冬瓜变成透明状即可。最后将煮好的冬瓜茶倒出、放凉，就可以随时饮用了。不知是否为心理作用，一碗冬瓜茶下肚后，似乎暑气全消。

冬瓜全身是宝，肉、皮、子、藤、叶、瓤皆可入药。冬瓜也是瓜菜中唯一不含脂肪的蔬果，被称为减肥瓜。《食疗本草》称："煮食之，能炼五脏精细。欲得肥者，勿食之，为下气。欲瘦小轻健者，食之甚健人。"明确地指出了冬瓜减肥、养生的功效。冬瓜历来也是"内外双修"的养颜佳品，古人常用冬瓜瓤煎汤洗脸、洗澡，使皮肤白皙，有光泽。

在炎炎的夏季，不妨以冬瓜为食，清炒冬瓜、冬瓜排骨，最后再来一碗冬瓜海米汤，这是一件何其美哉乐哉的事情！夏季因冬瓜而美好，因冬瓜而惬意，因冬瓜而令人回味。

第三辑　秋之食

立秋·茄子：乐而忘忧有紫袍

　　茄子，一种寻常的蔬菜，也是一种美丽的蔬菜，其紫色的外皮，让它拥有了一个诗意的名字——落苏。古人之所以如此称呼茄子，是因为"其味如酪酥也"，虽有些夸张，却形象地描述了茄子的美味。茄子一年四季均可食，立秋时节的茄子则被赋予了一份别样的民俗含义。

　　立秋吃茄子的习俗源自明朝。相传明军攻下元大都后，常遇春手下的一个士兵，偷了农户的一个香瓜。常遇春治兵严苛，要把偷瓜的士兵处以死刑。这时，农户站了出来，说大都有习俗，立秋拾瓜不算偷。常遇春因此赦免了那个士兵，并以茄子等犒劳军队。于是，立秋吃茄子的民俗就流传了下来。

　　小时候，茄子是最寻常的吃食。家家户户都有一个菜园子，里面长满了豆角、黄瓜、辣椒、西红柿等蔬菜，茄子是少不了要栽植的。菜园里的蔬菜自产自吃，水煮毛豆、素炒茄子、韭菜炒鸡蛋、豆角炖肉等，配以热馒头、绿豆稀饭、自家腌制的小咸菜，寻常的日子也过得清爽无比。

　　茄子的吃法颇多，炒、烧、焖、炸均可。母亲把平淡无奇的茄子变出诸多的花样，如素炒茄丝、油焖茄子、炸茄合、土豆炖茄子等，我也因此百吃不厌。我喜欢蒜泥茄子：架上蒸锅，把切成条的茄子放进去蒸；半小时后起锅，茄子如泥鳅般滑溜糯软，取出装碟，浇上蒜泥、酱醋，撒上盐和调料，用沸油一浇，再拌匀，就大功告成了。

古人很早即食茄，亦颇会烹饪，最早的完整农书《齐民要术》中有焦茄子法："用子未成者……以竹刀骨刀四破之，用铁则渝黑，汤蝶去腥气，细切葱白，熬油令香，苏弥好。香酱清、擘葱白，与茄子俱下，焦令熟，下椒姜末。"从此，茄子的名字频频出现在农书、食谱当中。《遵生八笺》更是记述了八种烹调茄子的方法，如糖蒸茄、鹌鹑茄、香瓜茄等。糟茄是明代宫廷的时令菜肴，《明宫史·饮食好尚》有此记载，其制法："每五斤盐十两，和糟拌匀，用铜钱五十文逐层铺上，经十日取钱，不用别换糟入瓶收。久翠色如新。"

茄子虽是普通的吃食，也曾跻身于皇家的筵席和文人雅士的聚会。隋炀帝赐其名昆仑紫瓜，沈约、柳宗元等人都为之赋诗，黄庭坚、董其昌分别写下了四首和五首咏茄子的诗，从不同的角度表达了对茄子的喜爱。苏轼自创了以茄子为主食材的东坡羹："不用鱼肉，五味有自然之甘……用瓜、茄，皆切破，不揉洗，入罨，熟赤豆与粳米半为糁。余如煮菜法。"

茄子最豪华的吃法当数《红楼梦》中的茄鲞：茄子把皮刨了，"只要净肉，切成碎钉子，用鸡油炸了，再用鸡脯子肉并

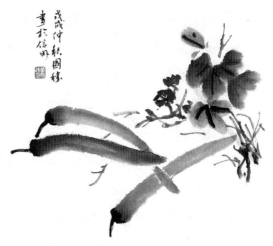

　　对我来说，茄子是一种蔬菜，也是一种人生况味。它让我懂得再寻常平凡的菜，只要用点心思，完全能变出更多的花样、更香的味道。

香菌、新笋、蘑菇、五香腐干、各色干果子，俱切成钉子，用鸡汤煨了，将香油一收，外加糟油一拌，盛在瓷罐子里封严，要吃时拿出来，用炒的鸡瓜一拌就是"。当刘姥姥听了，摇头吐舌说道："我的佛祖！倒得十来只鸡来配他，怪道这个味儿！"我初读这段话时，也像刘姥姥一样大为惊叹，并尽情想象，如此烹制出来的茄子是怎样的一番滋味。

翻读梁实秋的《雅舍谈吃》，有一则北方烧茄子的吃法，谈得尤为详细。茄子不需削皮，切成寸把长的块儿，"用刀在无皮处划出纵横的刀痕儿，像划腰花那样，划得越细越好，入油锅炸"。炸好后，炒以里脊肉丝，配以蒜末，用他的话来说，"味极甜美，送饭最宜"。大家不愧是大家，寥寥数语，却极为生动，似乎有浓香透过书页，让人可以嗅闻到茄子的香味。

茄子是一种寒凉性质的食物，有助于清热解暑。对此，《本草纲目》《医林纂要》等古医书均有记载。茄子的外皮亦富含多种维生素，能有效地抗衰老、保护血管。所以，吃茄子是不需要去皮的。我吃过专门用茄子皮做成的佳肴，如干煸茄子皮、五彩茄子皮等。五彩茄子皮是将茄子皮切成细丝，放入锅中煮熟，拌以洋葱丝、红椒丝、黄瓜丝、香菜段，色彩斑斓，且异常爽口。

茄子多鲜吃，在江南一带却有吃风干茄子蒂的习惯。在除夕夜的团圆饭里，必定要有用茄子蒂与其他蔬菜烹制的菜，叫作安乐菜，以祈祷来年平安快乐。《清嘉录》对此记载："分岁筵中，有名安乐菜者，以风干茄蒂、杂果蔬为之，下箸必先此品。"同鲜茄子相比，风干的茄子蒂也别有风味，更重要的是，那里面饱含着浓浓的乡情习俗，那是一种乡土的味道、家的味道。

结婚以后，我依然对茄子情有独钟，尤其热衷于蒜泥茄子。在我看来，大蒜和茄子的结合恰到好处，那种味道超出人的想象。蒜泥茄子也因此成了炎炎夏季餐桌上必不可少的美味。蒸米饭时，把米和茄子同蒸，米饭熟了，茄子也熟了，装盘，拌上蒜泥和一应调料，一道色香味俱全的菜肴就出来了。

蒜泥茄子是我待客的保留手艺，亲戚朋友来了，我也能胸有成竹地招待，有条不紊地洗菜、切菜、焖米饭，饭菜上桌后，听着不绝于耳的赞叹声，心里那份得意劲就甭提了。蒜泥茄子激发了我学习厨艺的热情，陆续学会了糖醋里脊、蒜爆鱼等，每顿饭都试着变换花样，在吃得有滋有味的同时，我觉得在厨房里忙碌一番，也是一种实实在在的生活享受。

"立夏栽茄子，立秋吃茄子。"这句俗语既表达了茄子的生长属性，又概括了享用美食的生活哲理。对我来说，茄子是一种蔬菜，也是一种人生况味。它让我懂得再寻常平凡的菜，只要用点心思，完全能变出更多的花样、更香的味道。生活亦是如此，只要用心，无论平凡与否，都能如花般绽放，都能如花般美丽。

立秋·泥鳅：秋风起，泥鳅肥

"秋风起，泥鳅肥。"秋天是吃泥鳅的季节，此时的泥鳅肥嫩鲜美，下酒、佐饭、拌面、当零食皆可，香气扑鼻。轻轻一嘬，那肉便迅速滑进了嘴里，丰盈了整个口腔。那味道实在是美，新鲜爽口，让人回味无穷。

泥鳅，又名鳅鱼，形体较小，只有三四寸长，颜色青黑或褐黄，浑身沾满了黏液，滑腻无比。泥鳅是水族中的异类，其生命力极强，稻田、水渠、河沟、泥塘，只要一点水，只要一点泥，它便悠然自足地繁衍生息，且水越浑浊，它越开心。到了秋冬时节，沟塘干涸，泥鳅依然在淤泥里，乐滋滋地生活着，等待来年春天的春水泛滥。

泥鳅美味又滋补，素有"天上的斑鸠，地下的泥鳅"之美誉。《滇南本草》对它称赞有加："健胃补脾。主治五劳、五热，小儿脾胃虚弱，疮癣。"虽然古人极为推崇，可是后人对此却颇不以为然，反倒是日本人将泥鳅列为"水中人参"，大吃特吃。如今，越来越多的人开始重视泥鳅这道食材了。

泥鳅的烹饪方法多种多样，可油炸，可干煸，可红烧，可煲汤，油炸泥鳅、干煸泥鳅、椒盐泥鳅、香辣泥鳅等，皆为味道上乘的佳肴。泥鳅亦可以佐以其他的食材，如芹菜、蒜薹、洋葱、豆腐等，颇受食客的欢迎。若要炖汤，把佐料煸出香味，放入泥鳅和鲜汤，用温火慢熬长炖，另有一番滋味。

泥鳅钻豆腐，传说中的名菜。相传，将豆腐放入锅中，再放入活的泥鳅，然后烧水，随着水温的升高，泥鳅钻进豆腐里，最后镶嵌于豆腐之中。此法虽过于残忍，然而泥鳅和豆腐的搭配却堪称经典。烹制时，将泥鳅用油煎一下，放入锅中，与豆腐一起炖煮，至汤成奶白色时出锅，味道同样鲜美。

在江西等地，泥鳅钻豆腐有一个雅致的名字，名貂蝉豆腐，又称汉宫藏娇。相传，大才子袁枚在江西吃完这道菜，觉得雪白晶润的豆腐恰似冰清玉洁的貂蝉，泥鳅则可比为奸猾的董卓，可是最终逃脱不了王允为他设计的命运。于是，他便将菜命名为貂蝉豆腐。一道菜牵扯出四个历史名人，让人不得不慨叹中国饮食文化的博大精深。

闽北人喜欢将泥鳅、芋头、辣椒一起炖煮。泥鳅是稻田里的野生泥鳅，芋头是当地的红芽芋，配以土法秘制的米酒、辣酱，通过文火，使泥鳅的鲜味渗入到芋头中，同时又把辣味、蒜味等调料的味道渗入泥鳅内。成菜后，白色的芋子和肥乎乎的泥鳅在褐色的汤中浮现，汤面上漂浮着一层辣油，热腾腾的香味扑鼻而来，当地人称之为"热渗"。吃在嘴里，五味调和，甚是辣口。在秋冬的夜里，来一碗，顿时身心俱暖。

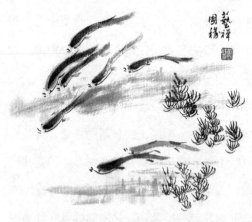

　　水稻田堪称一个神奇的王国，寄居着青蛙、萤火虫、泥鳅、虾、鳝鱼等动物。到了晚上，它们开始四处活动，稻田捉泥鳅便成了乡村夜晚的一道亮丽风景。

泥鳅面是徽菜的代表，也是老少咸宜的传统美味。将泥鳅炸至金黄，再用酱油、辣椒、黄酒等将泥鳅煨熟，最后下面条，汤浓、肉嫩、面弹，风味尤为独特。泥鳅面偏辣，辣得入味，吃上一碗面，既解馋又爽口。在安徽许多地方，招待客人最热情的表达方式，就是煮一锅正宗的泥鳅面。

在我居住的小区附近，有家小饭馆。条件虽简陋，却有一道名为干煸泥鳅的拿手菜，吸引诸多食客闻香而来。先将小泥鳅爆炒，再加入尖椒、蒜瓣等，掺杂翻炒而成。小泥鳅微焦、油润、辣香，咬到口里软酥、嫩美，是名副其实的百吃不厌的私房菜。干煸泥鳅看似简单，实则不易掌握火候。这道菜，泥鳅味道诱人，辣椒、蒜、葱也香气扑鼻，其妙无穷。

捉泥鳅亦是童年的乐事。儿时，水稻田堪称一个神奇的王国，寄居着青蛙、萤火虫、泥鳅、虾、鳝鱼等动物。到了晚上，它们开始四处活动，稻田捉泥鳅便成了乡村夜晚的一道亮丽风景。此时，青蛙的鸣声夹杂着蛐蛐的叫声，此起彼伏，远处有萤火虫在高高低低地飞，像在跳舞。人们借着月光、星星的微光或是手电筒，用网兜捉泥鳅。捉泥鳅要眼疾手快，若是笨手笨脚，泥鳅嗖地钻到泥里，连影子也见不到。

要不了多久，就能捉上一桶，足够打牙祭的。有时，亦会捉到小虾、小杂鱼之类的。无论捉到什么，都高兴无比，连蹦带跳地回家，期待着一场美味。可能是亲手捉的缘故，吃起来，格外鲜美。有时候，父亲去翻地挖田，我则提个小桶，跟在他的身后捡泥鳅。随着锄头的起落，一条条泥鳅从泥巴里翻出来，惊慌失措，弹跳翻滚，我急忙上前，捉住放进桶里。

泥鳅捉来了，先不忙着烹制，最好把它们放在清水中静养两天，让其吐出体内的泥沙。泥鳅虽为寻常之物，却被农家人奉为鲜味，是纵横乡间的佳肴。吃法则根据泥鳅的大小来定。小的泥鳅放到油锅里炸，用小火炸至金黄色捞出，撒上盐、辣椒粉等，又脆又辣，是下酒的好菜。还记得，父亲喝一口酒，咬一截脆泥鳅，别提多享受了。个头大的泥鳅以红焖为宜，清水洗净，放入油锅中，将泥鳅两面煎黄，倒入料酒、葱、姜、蒜等，然后加水，盖严锅盖，只管加柴焖熟。待整个灶间都是扑鼻的鲜香之味时，一大锅焖泥鳅就成了。出锅时，撒上香菜，红、绿、黄、白、褐，五彩斑斓，好看又美味。吃的时候，泥鳅滑溜，香中带辣，让人难忘！

泥鳅鲜嫩鲜美，且营养丰富，富含维生素、蛋白质、铁、磷、钙等，有"水中人参"的美誉，是不可多得的滋补食材。对于男士来说，泥鳅是补肾益阳的佳品，有"天然伟哥"之称，对男性保健有特殊的意义。

立秋泥鳅赛人参。秋天来了，泥鳅让馋嘴的人们趋之若鹜，我也迫不及待地吃起来。泥鳅的香，能香到你骨头里，不必咀嚼，嘴一抿，那焖得酥滑至极的泥鳅肉，脱骨而落，让人恨不能把舌头都吞了，美得很。

处暑·鲈鱼：惟有莼鲈堪漫吃

"秋风送爽已觉迟，处暑养生正当时。"肥腴可人的鲈鱼是处暑养生的主角，其肉质细嫩、味道清香，为少有的没有腥味的鱼类。鲈鱼的色、香、味、形皆无可挑剔，不管吃多少次，其味道都令人流连忘返，回味无穷。三国时期的曹操大宴宾客时，曾遗憾地叹息道："今日高会，珍馐略备，所少吴松江鲈鱼耳。"

鲈鱼分为淡水鲈鱼和海鲈鱼，名气最大的是松江鲈鱼。松江鲈鱼因鳃膜上有两条橙黄色的斜条纹，似四片鳃叶外露，得名四鳃鲈鱼。明代的《松江府志》就此记载道："天下之鲈皆两鳃，惟松江鲈四鳃。"松江鲈鱼与黄河鲤鱼、长江鲥鱼、太湖银鱼并称"中国四大名鱼"，可见其历史地位以及在国人餐桌上的地位，古人有诗曰："细捣枨虀卖脍鱼，西风吹上四鳃鲈。雪松酥腻千丝缕，除却松江到处无。"

最早知道鲈鱼，源自那个广为流传的莼鲈之思典故。据《晋书·张翰传》记载：张翰在洛阳，因见秋风起，乃思吴中莼羹及鲈鱼脍，说："人生贵得适志，何能羁宦数千里以要名爵乎？"遂命驾而归。张翰因为思乡，因为怀念家乡的美食，遂辞官回乡，被世人传为佳话，莼鲈之思也因此成了思念故乡的代名词。张翰自己亦有诗为证："三千里兮家未归，恨难禁兮仰天悲。"

从此，鲈鱼就频频出现在诗里、出现在画中。杜甫有诗曰："豉化莼丝熟，刀鸣鲙缕飞。"元稹也有诗曰："莼菜银丝嫩，鲈鱼雪片肥。"范仲淹在《江上渔者》中写道："江上往来人，但爱鲈鱼美。君看一叶舟，出没风波里。"辛弃疾写有："休说鲈鱼堪脍，尽西风，季鹰归未？"从这些诗中，可以一窥鲈鱼的独特魅力。读来，亦颇为有趣。

绝佳的鲈鱼之味，在使无数食客竞折腰时，也吸引了皇家贵胄的目光。相传，隋炀帝游历江南，品尝到四鳃鲈鱼，顿觉口感奇妙，无比欢喜，拍案惊赞道："金齑玉脍，东南之佳味也。"清朝时期，四鳃鲈鱼是皇家的贡品，深得康熙和乾隆皇帝的喜爱，乾隆皇帝干脆御赐其为"江南第一名鱼"。

鲈鱼的肉为蒜瓣形，清蒸、红烧，或是煲汤，都异常之鲜美。鲈鱼在"吃货"心中的地位是无比神圣的，由此衍生出诸多妙不可言的名肴佳馔。武汉有烧汁鲈鱼，用铝箔包裹，吃时先用牙签稍微挑开，才可见热腾腾、香喷喷的鲈鱼。鲈鱼被酱汁包围，吃进嘴里，辣辣的，麻麻的，味道甚为独特，足以满足人的口腹之欲。

鲈鱼最美味的吃法当数清蒸，既能控制脂肪的摄入量，又能保证鱼味本身的口感。清蒸鲈鱼，除去要选择活鱼之外，掌握好时间也是关键。蒸的时间要恰到火候，才能完美地呈现鱼肉的鲜美，才能爽滑可口，软嫩多汁。鱼肉像洁白的蒜瓣，如玉般晶莹，汤汁带着葱姜的清甜、豉油的香，吃到嘴里，每一口都是欲罢不能的享受。

母亲善做清蒸鲈鱼。每一次，我都会待在她身边，看她如何侍弄出让我垂涎三尺的鱼肴。母亲先仔细地刮去鳞片，将鱼开膛，去除内脏，再连盘子一起放到锅里蒸。等到空气中渐渐氤氲着一股股沁人的香气，熄火，将鱼端出。最后浇上鲜酱油，撒上葱花，鲈鱼如虎添翼，美得让人看了都直咽口水。夹一筷子白白的肉，蘸上浓浓的汤汁，瞬间会把你的味蕾带入极致的境界之中。

红烧鲈鱼亦是不错的吃法，鲈鱼洗净、去鳞、去鳃、去内脏，沥干水分，放入油锅中，煎至两面金黄，捞出控油。再放入切好的葱、姜、蒜，以及八角、花椒、小茴香等，煸出香味，接着放入鲈鱼、黄酒、酱油等炖煮，等到汤汁浓缩时，撒上香菜即可出锅。天津滨海有一道菜，名为如鱼得水，菜如其名，雪白的鲈鱼卧在汤水里，脊背上是用青椒、红椒调配的浇头，无比之惊艳。

鲈鱼最经典的吃法是搭配莼菜。莼菜，一种多年生的水草，用它来做羹，味道极为鲜美，再配以鲈鱼，想想就让人觉得鲜香四溢。有一次，我去西湖，走累了，随意进入一家菜馆，要了一份鲈鱼莼菜羹。座位在窗子边，正对着莽莽湖山。我边吃边望，整个心胸似乎被放大了一般，甚为愉悦。

在尽情品味中，我不禁想起了一位又一位与鲈鱼结缘的文人雅士。相传，白居易任杭州刺史时，最爱吃莼羹鲈鱼，写下了诗句"鲙缕鲜仍细，莼丝滑且柔"。诗人陆游曾发出了"故溪归去来，岁晚思鲈莼"的感慨。清代的郑板桥也是鲈鱼的忠实粉丝，他也情不自禁地感叹道："惟有莼鲈堪漫吃，下官亦为啖鱼回。"

古人嗜好鲈鱼，并为之撰著赞颂，且吟咏不衰，目的不仅仅在于舌尖上的享受，而是把它当作思乡之物，当作士人生活态度的一种表达。不过，鲈鱼能与思念故乡的情感联系在一起，确是一件诗意盎然的事情。其实，生活就是如此，有些美食或物件，虽简单寻常，甚至有些平庸，可是一旦与情感联系在一起，就有一份让人恋恋不舍的美好。

鲈鱼之所以受到人们的青睐，除去蕴含其中的文化因子外，还在于其肉质肥美、营养丰富。鲈鱼含有易消化的蛋白质、脂肪、钙、铁、硒等，有健脾胃、补肝肾、化痰止咳的功效。《本草经疏》记载："鲈鱼，味甘淡，气平，与脾胃相宜。"人的脾胃若是不适，五脏则无所滋养。脾胃好了，自然胃口好，身体棒。

"秋风起兮佳景时，吴江水兮鲈正肥。"在秋高气爽的时节，吃上一条肥美的鲈鱼，在满足口腹之欲外，更得到一种精神上的享受，堪称美哉！

处暑·石榴：七月半，石榴当饭

"疾风驱急雨，残暑扫除空。"处暑的到来，意味着进入真正意义上的秋天。此时，宜滋阴防燥、少辛多酸，明艳动人的石榴是绝佳的选择。"处暑石榴正开口，秋分菱角舞刀枪。"走在街上，看到摊子上诱人的石榴，在驻足瞻望的同时，一定要捎带几个回家。

石榴，一种耐看且耐吃的水果，自有一种卓越的风姿。西晋美男子潘安在《河阳庭前安石榴赋》中写道："榴者，天下之奇树，九州之名果也。"一位诗人曾这样评价它："石榴是智慧的象征，成熟的石榴裂开外皮，露出粒粒饱满又漂亮的种子，就像一个人的大脑，成熟了，无一不展现出智慧来。"

石榴是不远万里传入中国的舶来物。据古书《博物志》记载，其原产于伊朗、阿富汗等地，后来"汉张骞出使西域，得涂林安石国榴种以归"。从此，安石榴这种来自波斯的果树，开始沿丝绸之路生根发芽、开花结果，算来已经有了两千多年的历史。元代马祖常有诗云："乘槎使者海西来，移得珊瑚汉苑栽。只待绿荫芳树合，蕊珠如火一时开。"道出了石榴的起源，赞美了其存本求真、适时而发的品格。

石榴粒多且饱满，被誉为"水晶珠玉"。古人称其"千房同膜，千子如一"，在老年人看来，多子即多福，石榴因此被视作吉祥之果。民间婚嫁，石榴是少不了的喜果，将之放于新房的案头，借其多子，来祝愿子孙繁衍不息，家族兴旺昌盛。如果没有新鲜的石榴，也会想方设法寻得几个风干的石榴，放在新房里。"榴开百子"也因此成了最常见的吉祥图案。

石榴子甜滋滋、酸溜溜，吃起来却颇费工夫，不像其他水果那般容易。葡萄洗净了，可以一口一粒；苹果、梨子、香蕉等，几口就可以啃干净；至于西瓜、哈密瓜之类的，更是切开便可吃得满嘴流水；可是石榴，你要想吃它，必须有足够的耐心，必须要精心侍弄它。如果碰巧身边没有刀子，你也只好"望榴止渴"了。

吃的时候，用刀尖在石榴的"肚脐"处划一圈，撬出一小块皮，再划成"十字"形，轻轻一掰，石榴就裂成了四瓣，晶莹剔透的子也露了出来，再用指头一粒粒掰下。如此，吃吃停停，吃完一个石榴总得十几分钟的时间。倘若不耐烦，可学新疆人的吃法，把石榴榨汁喝，红彤彤的，当地人称之为"石榴血"。

时至今日，我清楚地记得第一次见到石榴时的那份惊奇。小时候，爷爷在院子里栽了两棵石榴树，夏遮烈日，冬晒暖阳。花开时，火红的石榴花挂满了枝头，闪烁于葱茏的翠绿之中，一朵朵红萼流光溢彩，像极了一团团燃烧的火苗。那一份鲜艳夺目，

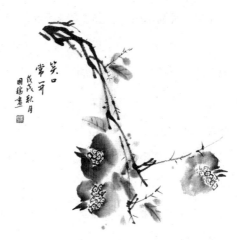

　　石榴是平民的水果，房前屋后几乎都可见其身影。日复一日，
年复一年，哪棵树上结的果实味道如何，村民们都心中有数。

那一份生机勃发，格外地让人精神振奋。看着那满树热烈、火红的花朵，一丝微暖的夏意在心头荡漾，连梦里也被红色渲染。

榴花落下，一个个六角星的后面背负着青绿色小椭圆形的果实缀满了枝头，似仙人腰间的宝葫芦。渐渐地，六角星由橘红色变成绿白色，花蕊逐渐枯萎。忽然有一天，小葫芦变圆了，石榴就这样不动声色地一天天长大。当石榴开始变红时，我便迫不及待地摘下三两个，躲到一边偷偷地吃起来，味道涩涩的，可涩味里却有着不易舍弃的甜。

中秋前后，石榴可以吃了。爷爷栽植的石榴，个儿大，皮儿薄，籽粒饱满，剥开外皮，只见一颗颗晶莹剔透、宛若红宝石般的石榴子映入眼帘。薄如纸片的隔膜如同黄色的内衣，使得石榴子虽然拥挤却井然有序。剥下来，放在碗里，精美不可方物。送到嘴里，甘甜水灵，止渴生津，令人回味悠长。

爷爷出去串门，手里总要提上一包石榴，到别人家，从包里掏出来："尝尝，刚下树的。"他的这种馈赠也会得到回赠，一捧花生、枣子，三两个柿子之类的，虽微不足道，却传递着普通百姓之间的情谊。

石榴是平民的水果，房前屋后几乎都可见其身影。日复一日，年复一年，哪棵树上结的果实味道如何，村民们都心中有数。甜石榴，味道甜美，大家都喜欢。除去甜石榴，还有一种酸石榴，只有一部分人吃得来。因此，那些酸石榴挂在树上的时间要长得多。有时，一阵北风吹过，石榴叶都落光了，它们还挂在枝丫上，如点点红灯。

酸石榴吃起来不为人所喜，若是制成酸石榴酱，则极具吸引力。熟透的酸石榴摘下来，轻轻地在门框或木棒上撞击，让里面的石榴粒化成水，外面的石榴壳只裂开一条缝，再把石榴水挤出来，装进碗里。配上捣细的鲜红辣椒，加点盐，腌上几个小时，就成了酸石榴酱。吃饭时，舀一勺，放进雪白的米饭里，拌匀，红红的，酸酸的，辣辣的，香香的。

石榴成熟后，为朱红色，这是古代女子衣饰的流行色，加上当时浸染裙裾的颜料，也从石榴花中提取，因此人们又将红色的裙裾称为石榴裙。到了唐代，石榴裙成了广为流传的服饰，白居易在诗中写道："眉欺杨柳叶，裙妒石榴花。"一代女帝武则天也抵挡不住石榴裙的诱惑，有诗云："不信比来长下泪，开箱验取石榴裙。"到了后来，石榴裙成了年轻女子的代称。人们形容一个男子被一个女子的美丽所折服时，便称其"拜倒在石榴裙下"，由此可见石榴裙的魅力。

"七月半，石榴当饭。"石榴好看，又好吃，且有药性，可以清热、解毒、平肝、止血和止泻。"雾縠作房珠作骨，水晶为粒玉为浆。"石榴的芳怡清香，石榴的丰沛汁液，将永远诱惑我，吸引我。

白露·红薯：香甜软滑是红苕

"秋风何冽冽，白露为朝霜。"随着秋风的扬起，又到了吃红薯的时节。大街小巷出现了许多烤红薯的摊子，清冷的街头仿佛被渲染得有了些许的色彩。顺着香味走过去，买上一只，热气腾腾中边剥边吃，或是带回家用小勺慢慢地细细地舀着吃，那沁人的甘甜会从舌尖传至整个口腔直至胃部，透着浓浓的暖意。

红薯又名番薯、甘薯、山芋等，是从海外引进的"舶来品"。据《金薯传习录》记载："明万历年间，闽人陈振龙贸易其地，得藤苗及栽种之法入中国……可充谷食之半，自是硗确之地遍行栽播。"红薯是药食兼用的吃食，除可果腹外，亦是祛病的良药。它传入中国不久，李时珍就把它记载在《本草纲目》中，称它有"补虚乏，益气力，健脾胃，强肾阴"的功效。

"一笑山叶宵红，更餐番薯。"红薯吃法多样，"蒸、切、晒、收，充作粮食，称作薯粮"，长食可以使人"长寿少疾"。因此，红薯广受人们的喜爱。红薯可做主食，可当蔬菜，亦可以晒成干、磨成粉、酿成酒，在贫瘠的年代，红薯不知养活了多少人，不知提供了多少庇护。

　　红薯可生食，削去皮，薯肉渗出白色的"乳汁"，闻一闻，有淡淡的清香。吃在嘴里，嘎嘣嘎嘣，有水果般的脆劲和甜味。对小孩子来说，放学或捡拾柴火归来路上，渴了，饿了，路过红薯地，顺手刨上一个，洗一洗，或是在衣服上蹭一蹭，直接放进嘴里嚼，其声音像是打着有节奏的拍子，甚是津津有味。

　　烤红薯是最经典的吃法，也是广为流传的零嘴。秋冬时节，城市的角落几乎都洋溢着甜甜的烤红薯的香。简易的烤红薯摊子，只需一个约一米直径的圆桶，桶内糊着黄泥，桶面留下尺余的圆口。烤红薯时，桶内燃着木炭，数十个铁钩钩着洗净的红薯。这种很土气的美食摊子，总会吸引无数的行人过客。

　　在清冷的天气里，远远地就能闻到烤红薯的焦香，冷风吹来，即使缩着脖子，围着围巾，那特有的香味也会不依不饶地往你鼻孔里钻，那份香甜的感受亦令人沉醉。烤好的红薯外皮焦黑，可谓其貌不扬。然而，等你撕开外皮，里面金黄色的瓤儿便显露出来，冒着热腾腾的丝丝白气。于是，你一边吹气一边小口地咬起来，还时不时被烫得伸舌头，颇为可笑。

　　烘烤以外，红薯有许多堪称极品美味的吃法。蜜烧红薯是颇受人们喜欢的甜品，做法亦简单。红薯洗净去皮，切成方形的小块，裹上一层薄薄的干淀粉，在油锅里煎成焦黄，再放入熬好的冰糖汁，待红薯块均匀地裹上糖汁，撒上芝麻即可出锅。蜜烧红薯，色泽晶亮通润，口感香甜软糯，让人爱不释手。

　　薯条煨干烤鱼亦是堪称绝配的美味。红薯含有淀粉、维生素以及镁、磷、钙等矿物元素，可是缺少蛋白质，鱼类却含有丰富的蛋白质，两者搭配起来，营养更均衡。再加上干烤鱼有些苦，红薯天然的甜味可去掉干烤鱼的咸腥及苦味，增其鲜味。将薯条炸到外面有一层硬壳，待干烤鱼煸熟后，放入薯条，喷点酱油翻炒即可出锅。吃起来咸甜适中，味道极妙。

小时候，红薯常年不缺，许多人家都对着红薯发愁，母亲却在发愁中创造，让餐桌上的红薯花样百出，红薯粥、红薯干、红薯汤、红薯片，我整天吃都不感到烦腻。有焖红薯：把红薯填满一大锅，加上水，用文火慢慢焖，时候一到，揭开蒸盖，薯香迸发，洋溢四室，令人垂涎。印象最深的是红薯片，母亲小心翼翼地将之切成薄片，挂上面糊，下到油锅里炸，呈金黄色时捞起，然后装进一个大铁罐里，就成为日常食用的红薯饼干。由于母亲故意珍惜那些薯片，我也就觉得格外好吃。

最喜欢煨红薯，母亲烧柴做饭时，在灶里扒开几个穴，放两三只红薯进去，一顿饭煮下来，红薯也煨熟了。我顾不得烫手，一边双手快速轮换着，一边急急忙忙地掰开薯皮，一大团滚烫的白气氤氲升华，金黄的薯肉散发着浓郁的甜香气息，馋得我一边用嘴轻轻吹，一边狼吞虎咽；遇上粉粉的白薯，我常噎半天喘不过气来，又是跳，又是灌水，惹得母亲大笑不已。

冬寒时节的晚上，一家人围着炉子吃烤红薯。父亲在屋子里放了一个炉子，可取暖，可烧水，可做饭。对我来说，则可烤红薯、烤馒头干等。幽蓝的炉火烤着红薯，也烤着我迫不及待的心情，真巴不得马上将它们捧在手里，吃在口中。写完作业，吃上一只烤红薯，比吃什么都香、都甜，觉得比做神仙还舒服！事隔二十多年，每回想起，齿颊还会涌起一片甘香。

红薯带给我的童年无尽的快乐，小玩伴们常常去田野里煨红薯。大家分头行动，有的负责捡柴，有的负责挖红薯，有的负责掘洞，有的负责生火。红薯投进去，用柴灰掩埋，再用小火慢烧。当薯香袅袅升起时，火候就差不多了。无数只小手一起拨拉着炭火中的红薯，烫得小伙伴们从左手丢到右手，嘴里不停地"嘘嘘呼呼"地吹，却没有一人舍得放下，个个吹得满脸是汗，满脸炭灰，突然你望着我，我望着你，紧接着爆发出响彻旷野的笑声。

"白露起，红薯生。"红薯平凡普通，却包裹着无尽的甜蜜，包裹着浓浓的乡情，包裹着快乐的童年。当我手捧着红薯，眼前又浮现乡村那火红的炉膛、冒着热气的薯肉，齿边仿佛又溢着那诱人的香味，一种甜蜜、温暖的感觉也会在心中弥漫开来。

白露·鸡：呼童烹鸡酌白酒

"八月节，阴气渐重，露凝而白也。"白露过后，天气逐渐转凉，草木在清晨会凝结出晶莹洁白的露滴，人则需要适时进补，民间遂有白露吃鸡的风俗。白露吃鸡既有天凉贴秋膘、补身体的效用，亦有大吉大利的美好寓意。

鸡又名烛夜、角鸡，一种古老的禽畜，其驯化史就达四千多年。千百年来，鸡作为六畜之一，给人类提供了无数的蛋、肉等，庇护饥饿的人类。随着时光的演变，用鸡烹制的菜肴越来越丰富，清代的《调鼎集》更是记述了一百零八种佳肴。时至今日，鸡依然是寻常人家打牙祭、待客的首选。过节了吃鸡，来客了吃鸡，从来没有让人厌倦过。外出的游子返乡，家人亦会炖上一只鸡，如招待客人一般。

纵观大江南北，与鸡有关的名肴数不胜数，它们散发着独特的魅力，引人垂涎，有名者如香酥鸡、油淋鸡、白斩鸡、汽锅鸡等，北京、温州等地有以白露命名的白露鸡。北京的白露鸡由清宣统年间的御厨所创，后传至民间，成为京城名肴。白露鸡为汤菜，鸡肉软嫩，汤味香醇，因其颜色洁白素雅，故此得名。

上海浦东等地，按传统习俗，白露要吃童子鸡。将整只的鸡蒸熟，称之为焖童鸡。童子鸡是指不会打鸣的小公鸡，同其他鸡相比，其所含的蛋白质更多，更易被人体吸收。先将鸡和作料放进砂锅中，密封，然后直接在炉灶上蒸，一小时成菜。蒸出来的童子鸡，其鲜味保留得恰到好处，为滋补身体的佳品！清蒸能更好地保持鸡肉的鲜嫩，否则，童子鸡这道食材就失去了意义。

广东地区有"无鸡不成宴"的俗语，家宴、祭祖、请客都以鸡为主菜。民国食家张亦庵曾说："粤菜馆中的菜谱，往往把鸡称作凤。"粤菜里，鸡无比尊贵。它们在厨师的匠心独运之下，散发着无穷的魅力，如文昌鸡、花雕鸡、柱侯鸡等。白斩鸡是最普通的吃法，属浸鸡类，以不加配料、保持原味为特点。其皮爽肉滑，清淡鲜美，食时蘸芥末酱，别有风味。

鸡最粗犷的吃法当数江南一带的叫花鸡：将鸡用荷叶包好，裹上一层黄泥，如一大块黄土疙瘩，再放入炉中慢慢烤熟。烤好的叫花鸡趁着热气往灶台上一摔，土层碎开，鸡肉的浓香伴着荷叶的清香溢散开来，让人顾不得烫，赶紧尝上一口。叫花鸡肉质鲜嫩紧密，让人觉得人间百味也不过如此，也难怪金庸将之写入《射雕英雄传》一书中。

贵妃鸡亦是有名的佳肴，顾名思义，与杨玉环有关。相传，唐玄宗与杨贵妃一起饮酒作乐，喝得醉醺醺的杨贵妃说："我要飞上天。"唐玄宗就吩咐厨师去做。厨师甚是为难，最后经过一番讨论，找来几只鸡，用它们的翅膀，与香菇、笋片、青椒等焖

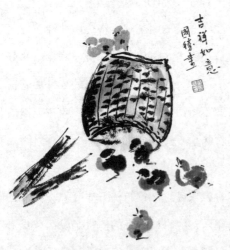

　　鸡的发音与吉相似，寓意吉祥，深受人们的喜爱。在传统文化中，龙和凤都是神化的动物，凤的形象则来源于鸡。

烧成一道菜，绿、黄、黑、白相配，令人赏心悦目。杨贵妃吃完后，认为此菜色艳、肉嫩、味香，与她十分相似，干脆命名为贵妃鸡。从此，这道菜开始在民间流传开来。

对于鸡，我由衷地喜爱。有一次出差到重庆，在一路边小店，吃到了一盘色泽鲜艳的辣子鸡：鸡块与辣椒交相辉映，入口酥脆，甜咸适口。此菜用料讲究，以散养的土仔公鸡现杀现烹。鸡块先用热油炸一下，以保持肉质鲜嫩多汁，调料以干辣椒、花椒为主。此菜中辣椒多于鸡肉，在一大盘辣椒和花椒里寻找鸡块，对食客来说，也是一种乐趣。

记忆中，母亲善于烹制地锅鸡。鸡是自家散养的，肉质鲜美，香而不腻。炖鸡用的葱、花椒等配料也是自家地里产的，烧锅用的柴火则是干树枝或者是在地里早已干透的棉花柴。当一缕缕香味从锅盖的缝隙里挤出来，就可以在锅的周围贴面饼。母亲利落地将面团揪下一块，两手一拍，往咕嘟着的菜锅锅沿一抹，不一会儿，比巴掌略小的面饼贴了一圈。然后继续坐在灶前加柴，当肉香如蝶，满屋翩跹时，意味着饕餮美味可以享用了。

刚出炉的地锅鸡热气腾腾，酱红、鹅黄、碧绿几色相间，可与印象派绘画大师的用色相媲美，让人赏心悦目，亦让人垂涎欲滴。香辣扑鼻的鸡块，浸在已收成膏状的浓汤汁里，灿烂而热烈，亮泽而诱人，含蓄中透着奔放，夹一块到嘴里，酥烂滑嫩，五味俱全。锅沿上的面饼上半部焦脆，下半部浸满汤汁，十分软糯，两种口感在一种食物上同时体现，实属罕见，那味道纯美而独特。

　　鸡的营养极为丰富，为食疗的上品，且药用价值极高。鸡肉性温，味甘，入脾、胃、肝经，具有益五脏、补虚损的功效，可以治疗由身体虚弱而引起的乏力、头晕等症状，在民间有"济世良药"的美称。对过于劳累和长期缺乏滋补的人来说，鸡汤是最可强身的滋补品。我会隔三岔五地炖上一锅，全家人齐上阵，解馋亦养身。

　　鸡的发音与吉相似，寓意吉祥，深受人们的喜爱。在传统文化中，龙和凤都是神化的动物，凤的形象则来源于鸡。由此可见，鸡也是一种身世不凡的灵禽。宋代的《太平御览》中记载："黄帝之时，以凤为鸡。"《玄中记》记载："东南有桃都山，上有大树，名曰桃都，枝相去三千里。上有一天鸡，日初出，光照此木，天鸡则鸣，群鸡随之鸣。"鸡鸣日出，带来光明，能够驱逐妖魔鬼怪。魏晋时期，鸡则成了年画中避邪镇妖之物。《荆楚岁时记》有此记载："正月一日……贴画鸡户上，悬苇索于其上，插桃符其傍，百鬼畏之。"

　　"悲秋将岁晚，繁露已成霜。"在白露的风俗食物中，滋鲜味美的鸡是必不可少的。鸡虽是民间美味，却足以与饕餮之宴相比，其适合多种方法烹调，或光润红亮，或浓郁滑爽，或辣而不燥，或醇厚无比，亲朋好友围坐在桌子旁大快朵颐，那味道是一个字——香，那感觉也是一个字——爽，真的是妙不可言。

秋分·螃蟹：秋风响，蟹脚痒

"江上秋高蟹正肥。"秋分，人们品蟹的最好时光。此时的螃蟹黄满膏肥，蟹肉肥美滋补。金秋十月里，再也没有哪种食物能像螃蟹一样，让人痴迷。只要它一上桌，百味皆淡，素有"一盘蟹，一桌菜"的民谚，嗜蟹如命的李渔曾写道"鲜而肥，甘而腻，白似玉而黄似金"。

早在两千多年前，古人便知秋蟹的香美，并开启了螃蟹这道美食的大门。一入秋，螃蟹便成了百鲜之尊，是餐桌上绝不可少的美味，亦是无数人难舍的心头好，且逐渐成为国人充满闲情逸致的文化享受。金秋时节，持蟹斗酒，赏菊吟诗，是颇让人沉醉的风雅韵事。《晋书》中称："右手持酒杯，左手持蟹螯，拍浮酒船中，便足了一生矣。"由此可见螃蟹的诱惑。

螃蟹色香味俱佳，橘黄色的蟹黄，白璧似的脂膏，蒜瓣般的蟹肉，引无数名士为其折腰。李白是嗜蟹之徒，他有诗曰："蟹螯即金液，糟丘是蓬莱。且须饮美酒，乘月醉高台。"对他来说，持螯饮酒，佳酿微醺，更容易诗性遄飞。陆游也是螃蟹的忠实粉丝，他写道："蟹肥暂擘馋涎堕，酒绿初倾老眼明。"诗人一边吃蟹一边狂饮，高兴得连老花眼也顿时明亮起来。

螃蟹之美，足以让人不顾一切。苏轼穷困潦倒之际，为解蟹馋，居然以诗换蟹："堪笑吴兴馋太守，一诗换得两尖团。"明末清初的张岱哪怕是在国破家亡、穷途末路之时，依然念念不忘螃蟹的美味，写下一篇《蟹会》，专谈蟹之美味甘旨。民国章太炎的夫人汤国梨，为了大闸蟹而定居苏州。宋庆龄对螃蟹过敏，却经常先吃下抗过敏的药，再慢慢品尝螃蟹，颇有冒死吃螃蟹的气概。

真正嗜蟹如命的人，当数清代的闲情达人李渔，他自称"以蟹为命"，一生食之。螃蟹从上市到退市，他在家里备了四十九口大缸，且每一只缸里始终装满了螃蟹。为了能在冬天也吃到蟹，他用花雕酒腌制成醉蟹，一直吃到来年螃蟹上市，真是用生命在吃蟹。"命家人涤瓮酿酒，以备糟之醉之之用，糟名蟹糟，酒名蟹酿，瓮名蟹甏。向有一婢，勤于事蟹，即易其名为蟹奴。"

在国人眼里，吃蟹是品一道美味，更是一件大有讲究的雅事。于是，能工巧匠创制出大名鼎鼎、精巧无比的蟹八件，将吃蟹文化发展到了极致。古时，富贵人家的蟹八件极为讲究，或以纯银打造，或镶金带玉，也算是古代精致生活的象征。袁枚曾说："美食不如美器。"在吃蟹这件事上，美食搭美器，再好不过。人们吃蟹，用蟹八件精心剔出每一处细小的蟹肉，不慌不忙，甚有情趣。

螃蟹最宜清蒸，此法烹制，可吃到原汁原味的蟹，品尝到最自然的清香与鲜美。将螃蟹外壳刷洗干净，蒸锅中加入水，在水中放姜、紫苏、料酒等，以去腥增香，再将螃蟹放入蒸锅中，大火蒸熟即可。蒸熟的蟹全身通红，金灿灿的蟹黄，令人垂涎，调好调料就可大快朵颐。调料的选择也有讲究，种类不能太多，只需要放上去腥、抑寒的姜和醋即可。

此外，香辣蟹、葱爆蟹、螃蟹火锅等，也是极受欢迎的烹调方式。吃螃蟹要趁热吃，一步步地钳蟹壳、啖蟹肉、品蟹膏、吸蟹油。无论是蟹肉还是蟹膏，入嘴都香喷喷。白嫩的蟹肉入口即化，蘸点醋送入口中，满满都是蟹的香味和醋的清爽，无比之鲜美。有时蟹黄沾在手指上，也不忍擦去，放在嘴里嘬上一嘬。

螃蟹亦可以煮粥：将肥美的螃蟹、香糯的新米、驱寒的姜片等，一起炖煮，出锅时，只需加入点食盐，就是爽口的美味。蟹粥挥溢着香浓的蟹香，不咸不淡，有着微微的甜，顺喉入胃，味道极为鲜美。在风有些冷的秋日，喝上一碗蟹粥，浑身舒坦，人也精神。

蟹面亦是独特的吃食，面香中融着浓浓的蟹味，鲜美爽滑，绝对可以让饕餮之徒一口接一口，停不下来。蟹面虽只是一碗汤面，制作起来却十分考究，蟹黄和蟹肉要分开来制作。先将蟹黄取出，再将剩余的部分除去腹脐和鳃，剪去蟹的爪尖，然后用木棒碾成泥状，加入清水浸泡，滤掉碎渣，蟹汁待用。接下来另起油锅，将手擀的面条放入蟹汁中煮熟。

下一步是加工蟹黄，另取一锅，用葱、姜炝锅，加水烧开，将蟹黄倒入，加调料进行熬煮，待蟹黄黏稠呈酱色时即可。最后，将熬好的蟹黄酱浇在面上，佐以咸菜、香菜等，一碗鲜香、爽口的蟹面就完成了。这一碗面，汤汁鲜美，面条爽滑，且汤面共饮，生津暖胃，无论是喝汤，还是吃面，都鲜香润喉，让人难以割舍。

吃螃蟹讲究，挑螃蟹亦讲究：一看蟹壳，壳背呈黑绿色，带有亮光的螃蟹，肉厚壮实；二看肚脐，肚脐凸出来的一般膏肥脂满，凹进去的大多膘体不足；三看蟹足，凡蟹足上绒毛丛生，说明蟹足老健，否则说明其体弱无力；四看活力，将螃蟹翻转过来，腹部朝天，能迅速用蟹足弹转翻回，说明生命力强，可以存放一些时间；五看雌雄，雄蟹尖脐、油多肉多，雌蟹团脐、黄多肥美。

螃蟹虽美，却性寒，吃时需伴以驱寒之物。最佳的驱寒之物是白酒，像《红楼梦》里王熙凤所言："把酒烫的滚热的拿来。"这是因为，蟹肉有养筋舒气之功，酒有活血驱寒之效，两者配合，相得益彰。除去酒，姜醋汁也是吃螃蟹时的最佳调味品。姜性温，能祛除螃蟹的寒性，醋则是消食开胃之物，可散瘀血、祛腥味，正如曹雪芹所言"持螯更喜桂阴凉，泼醋擂姜兴欲狂"。

"秋不食蟹，何以解馋？"螃蟹是秋季不可多得的尤物，色泽金黄，肉如玉脂，实在是撩人。秋风一起，一只只油满膏肥的大闸蟹横行上桌，剥开红彤彤的蟹壳，肉白膏黄，蘸着姜醋送进嘴里嚼，自有一种难以言喻的雅致与快乐。

秋分·山楂：玉盘横卧胭脂果

"燕将明日去，秋向此时分。"每到秋分时节，有一种红彤彤、酸溜溜的果子，养人眼目，填补食欲，那就是讨人喜爱的山楂，民间也有"八月的梨子，九月的楂"之说。

山楂是一种古老的植物，有三千多年的栽培历史。郭璞谓："树如梅，其子大如指头，赤色似柰，可食，此即山楂也。"《本草纲目》对山楂的生长也有详细的记载："树高数尺，叶有五尖，桠间有刺。三月开小白花。实有赤、黄二色，肥者如小林檎，小者如指头，九月乃熟。"寥寥几句，概括了山楂的一生，让人不得不敬佩前人用墨之精练。

山楂又名山里红、酸枣、酸里红、茅楂等。山里红这个红艳艳的名字，最为喜庆，也最为讨人喜欢。含在嘴里，似乎有喜气在蔓延。试想一下，当秋后树木枯萎，山楂依然生机无限。走在山野中，或是漫步在果园里，漫山遍野都是红彤彤的果子，摄入眼帘，足以引发人无限美好的想象。

山楂可生吃，可烹成菜肴，可制成糕点，亦可制成零嘴。生吃过于酸爽，非常人所能接受，唯嗜酸者好之。有一位朋友喜欢生食山楂，秋天一到，手里常提着一袋红艳艳的果子，时不时往嘴里塞一颗，让旁边的我们大咽酸水。我喜欢将山楂去核剥皮，放入微波炉内烘烤，味道类似儿时的山楂罐头，诱人食欲。

山楂糕是一种传统的吃食，李时珍在《本草纲目》中记有一食谱："取熟者去皮核，捣和糖、蜜，作为楂糕，以充果物"。山楂糕的颜色是紫红色，如宝石般熠熠生辉，吃进嘴里，清爽柔嫩，甜酸适口，极受人们的喜爱，尤其是受老年人和孩童的青睐。印象里，山楂糕是年迈的奶奶必备的零嘴，时不时吃上一块，她的脸上全是满足的笑容。

果丹皮、山楂片是我小时候最喜欢吃的零嘴，酸酸甜甜，无比诱人。那时候，零花钱极少，我基本都用来购买果丹皮、山楂片之类的零食。几毛钱一袋的山楂片，对年幼的我来说相当珍贵，舍不得一下子吃完，要一片一片地慢慢享用，有时候跟小伙伴一起，你一片我一片地分享。一袋山楂片，足以让一个下午都幸福。现在想起来，真不知道小小的年纪，自己哪里来的控制力。

最有名的山楂吃食是糖葫芦，那是一种惹人喜爱的吃食，经常出现在文学作品中和电视画面上。糖葫芦耐看，且耐吃。到了秋冬季节，街头巷尾都可见其身影。一串又一串的糖葫芦静静地躺在橱窗里，浑圆艳红，上面裹着晶莹剔透、闪闪发亮的糖液，仿佛向人们展现充满诱惑的笑靥。

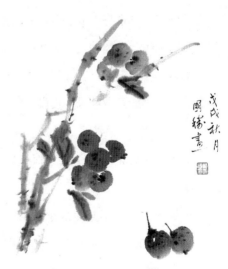

　　运气好时，会遇到如红灯笼似的密密地排成串的山楂果，或是
残留在枝头的野山枣子。

糖葫芦酸甜味美，开胃健脾。小时候，对这种零嘴，每个孩子都充满了憧憬与渴望。那时，家家都不宽裕，过日子要精打细算。当时，我总是想等自己有了钱，天天买糖葫芦吃。每一次，爷爷从集市上回来，都会给我捎一串糖葫芦，让我解馋，看着我吃得津津有味的样子，他在一旁边吸着烟袋，边发出爽朗的笑声。

山楂树是一种不高的灌木，在离家几里远的山里生长着很多。每年深秋，我常跟着砍柴火的大人去山里。我的主要任务是找野果子，运气好时，会遇到如红灯笼似的密密地排成串的山楂果，或是残留在枝头的野山枣子。野山枣子摘下来，随手就放进了嘴里。山楂果则会被小心翼翼地带回家，由母亲做成糖葫芦。

回到家，母亲将山楂洗净，依次去根儿、去蒂儿、去核儿，用竹签穿成串，再熬糖稀、蘸糖稀。待糖稀冷却，变得晶莹剔透时，即可吃，咬上一口，酸甜酥香。糖葫芦看似简单，实则大有讲究，最关键的是熬糖稀。火候不到，糖稀拉不出丝来，山楂粘牙；火候过了，糖稀焦了，味道会变苦，蘸出来的山楂自然也失去了原本的酸甜味儿。每次熬糖稀时，母亲都小心翼翼，生怕错过了火候。

山楂本是一种不起眼的小山果，可是经过处理，制成糖葫芦，就大不相同了。每颗圆溜溜的果子裹上一层糖稀，更加鲜艳，更有亮度，仅从视觉上看就是一种享受。后来，每到秋冬时节，村子里经常有卖糖葫芦的生意人光临。他们手持一木杆，上部用麦草捆扎，外插一串串鲜红晶亮的糖葫芦，沿村叫卖。随着吆喝声的响起，他们身边很快就围满了大大小小的孩子。你一串，我一串，那份满足与快乐难以形容。

山楂酸甜味美，含有维生素、柠檬酸、山楂酸、苹果酸等，能促进消化液分泌，增进食欲，帮助消化。清代的赵翼在《自幸》中写道："偶然食肉仍愁胀，熬熟山楂候饭余。"李时珍也讲："凡脾弱食物不克化，胸腹酸刺胀闷者，于每食后嚼二三枚绝佳。但不可多用，恐反克伐也。按《物类相感志》言：煮老鸡、硬肉，入山楂熟颗即易烂。则其消肉积之功，盖可推矣。"

因山楂具有颇多的药用价值，大人们不会像对待其他零食一般，对孩子有所限制。后来闲读《群芳谱》，无意中看到一则关于山楂的记述，让我如获至宝一般："取熟者蒸烂去皮核，及内白筋白肉，捣烂加入白糖，以不酸为度，微加白矾末，则色更鲜妍。入笼蒸至凝定，收之作果，甚美，兼能消食。""又蒸烂熟去皮核，用蜜浸之，频加蜜，以不酸为度，食之亦佳。""闻有以此果切成四瓣，加姜、盐拌，蒸食，又一法也。"

细究起来，山楂的吃法花样繁多。连云港有用山楂烹制的酒，色泽红润，如琥珀般晶莹透亮。山楂酒采用花果山里的野生山楂酿制而成，色泽粉嫩剔透，仅那甘美艳红的颜色就容易让人醉倒。无论是谁，望着那一瓶美色，都忍不住要美美地呷上一口，酸酸甜甜，似酒却无酒精气，非酒却带着发酵过的淡淡酒香。

山楂虽不起眼，却是许多人为之钟情的吃食。它让孩子们吃出了快乐，让情侣们咂出了浪漫，让老人们吃出了气顺！对许多人来说，山楂制成的甜味食物甜蜜了儿时的青葱岁月，甜蜜了成年后的小日子，那是生活的温馨与香甜，那是人生的幸福与满足。

寒露·板栗：黄花栗里秋光满

"袅袅凉风动，凄凄寒露零。"秋风一日紧过一日，天寒夜长，大街小巷开始飘荡着栗子的阵阵香气，让路过的人不由得停下脚步。油油亮亮的褐色惹人爱，让人顿生食欲。剥一粒放进嘴里，甜甜香香的味道，仿佛让人感受到了秋季果实收获的满足，人也由内到外地温暖起来。

栗子，又名板栗、大栗、栗果。古人曰："栗，五方皆有，其肉质细腻，糯性黏软，甘甜芳香。"更美其名曰天之良果、东方珍珠等。"栗"字见于甲骨文，是甲骨文中为数不多的涉及果树的字，其种植历史已有几千年，身影遍布大江南北。《诗经》记载："东门之栗，有践家室。"西汉的司马迁在《史记》中亦有明确的记载："燕、秦千树栗……此其人皆与千户侯等。"

栗子含糖、淀粉、蛋白质、脂肪及多种维生素，有养胃健脾之功效。《名医别录》说："栗子主益气，厚肠胃，补肾气，令人忍饥。"苏辙在吃完栗子后，写下了《服栗》诗："老去日添腰脚病，山翁服栗旧传方……客来为说晨兴晚，三咽徐收白玉浆。"在《本草纲目》里，栗子有"补肾之王"之称，另有美容等诸多功效。相传，慈禧太后为了延年益寿，经常食用栗子面窝头，后传至民间，成为名小吃。

栗子堪称秋日里必不可少的美味，香甜可口的糖炒栗子更是无数人的最爱。我们一家人都是糖炒栗子的粉丝，尤其是女儿，百吃不厌。下班回家，我常买上一斤糖炒栗子，刚好够吃的。一家人围坐在一起，你一粒我一粒，有时遇到个头大的，女儿会迸出幸福的笑声，像是中了彩票一般，那种快乐不会因为是仅仅十多块钱的细微之物而有丝毫的减少。

糖炒栗子是一种古老的吃食，甚讨前人喜爱。清代的郝懿行在《晒书堂笔录》中说："及来京师，见市肆门外置柴锅，一人向火，一人坐高兀子，操长柄铁勺频搅之，令匀遍。"时光在变，然其炒制方法却没有多少的改变，也算是时光的神奇之处。糖炒栗子油光发亮，裂开的口子里是金黄的果肉：剥开之后，香气四溢；吃进嘴里，甜糯无比。

栗子自古就是药食两用的佳品，颇为常见。煮粥、烧菜、制糕点、做蜜饯，无一不可，且丰俭由人。前人有两种吃法让我印象深刻：一种来自《山家清供》，"只用一栗蘸油，一栗蘸水，置铁铫内，以四十七栗密覆其上，用炭火燃之，候雷声为度"，因此美其名曰雷公栗，十分形象；另一种来自《汝南圃史》，"与橄榄同食作梅花香味，宋人呼为梅花脯"，我虽然不曾吃过，仅想象一下就觉得无限美好。

古时，栗子亦是人们及时行乐之物。《诗经·唐风·山有枢》中有诗云："山有漆，隰有栗。子有酒食，何不日鼓瑟？且以喜乐，且以永日。"在古人看来，山上长着漆树，洼地长满了栗子，有吃有喝有音乐，何不尽情地享受，直至永远呢？其实，无论是旧时，还是今日，在风寒露重的秋日，捧着热乎乎的栗子都特别之惬意。

对于爱好美食的老饕们来说，他们把一粒粒的栗子做成各式佳肴，或煮，或炒，或用来焖鸡、焖肉等，魔法般地变出华丽的花样味道。栗子粥是最简单的做法：将栗子去壳，捣碎，和粳米加水同煮，可补肾强筋。栗子南瓜饼是糕点里的佳品：把栗子、米粉、南瓜混在一起，捏成饼，放入炉中慢慢烘烤。火应不疾不缓，翻饼的动作亦要不紧不慢，如此出来的成品，色泽像螃蟹黄般诱人，且栗香浓郁。

栗子可做菜，最有名者是栗子鸡。鸡切块，栗子去皮壳，待烧热后，下葱、姜，下鸡块，加料酒、酱油烧沸，转小火将鸡块焖至七成熟，放入栗子烧煮，至鸡块、栗子酥烂，转旺火收汁，装盘。鸡须是当年的小公鸡，栗子要尽量完整。如此烹制的栗子鸡，色泽金黄，汤汁浓郁，口感细腻，栗子的浓香和鸡的新鲜完美地融合在了一起，让人赶紧大快朵颐。

栗子排骨亦是佳肴。新鲜的栗子去壳，放入碗中，隔水蒸熟。排骨剁成寸排，用小火焖上二十分钟，捞出，放在碗中备用。再将锅内的油烧滚后，放糖、排骨、板栗翻炒。炒制的诀窍在于，火不能太大，火太大，易煳锅。出锅前，加入酱油上色，

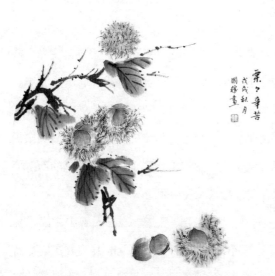

　　在古人看来，山上长着漆树，洼地长满了栗子，有吃有喝有音乐，何不尽情地享受，直至永远呢？

只见酱黄色的板栗颗颗分明，晶莹透亮。

秋季万物皆燥，养生的关键在于润其燥，滋润肺腑的食疗汤羹必不可少！栗子龙骨汤是秋季滋养的靓汤，它色彩缤纷，美味十足。汤取材于栗子和龙骨，再加入玉米、胡萝卜炖煮而成，荤素搭配得合理均衡。喝起来汤汁鲜美清甜，且能起到清热润肺、健脾益肾的作用，为是滋补的佳品。

在天津、承德等地，栗子被誉为"铁杆庄稼""木本粮食"，是当地居民主要的食物来源之一。承德的栗子果大皮薄，色泽鲜艳，吃起来嫩而清脆，味道甜美，高居诸栗之首，被誉为"中国神栗"。相传，康熙皇帝途经承德时，正值栗子成熟，食后赞曰："天下美味也。"如今，承德人研发了真空包装的栗仁、冻干板栗粉等，让他乡的人亦可以一尝"中国神栗"的味道。

"黄花栗里秋光满"，栗子是秋天不可多得的佳物，享有"干果之王"的美誉，搭配荤菜、煲进靓汤、揉进主食和甜品，那种甜丝丝回味无穷的味道，都不会被掩盖。金秋时节，在口中与栗子相约缠绵，是件愉悦的事情，在感受金秋收获味道的同时，拥有一份温暖、粉糯、香甜、踏实的饱足感。

寒露·百合：风吹百合香

　　"露气寒冷，将凝结也。"随着寒露的到来，万物因寒气的增长而逐渐萧落，此时的饮食应以滋阴润燥为宜。色泽洁白、质地肥厚的百合是滋补养身的珍品。以百合为食，味醇而不腻，脆甜而清香，具有补益五脏、养阴清热的作用。

　　百合为多年生宿根草本植物，因其地下茎块由数十瓣鳞片相叠抱合，故此得名。又因其形似蒜、其味似薯而得名蒜脑薯等。李时珍给出的解释是："百合之根，以众瓣合成也。或云专治百合病故名。"宋代罗颐对它的描述较为翔实："小者如大蒜，大者如椀，数十片相累，状如白莲花，故名百合，言百片合成也。"百合色泽晶莹如玉，肉质丰满细腻，为理想的养生佳品。

　　百合的吃法颇多，蒸、煮、炒、煨、蜜汁均可，与之有关的佳肴亦颇多，如蜜汁百合、西芹百合、百合鸡丝、百合粥等。宋代的《山家清供》里有百合面的记载，在当时颇负盛名："春秋仲月，采百合根曝干捣筛，和面作汤饼，最益气血。"经过千年时光的淘洗，百合面依然魅力无穷，深得人们的喜爱。

　　我对百合的最初印象来自一碗粥。当时我和朋友行走在异乡的街头，馋虫当道之际，随意走进一家饭馆。店主先端上来一碗热腾腾的粥，喝进嘴里，一股奇异的香味在口腔之中弥漫，那种口感、那种味道很是让人留恋，后来得知是百合。百合的口感独特，面脆兼具：说面，很脆，牙齿一咬下去，会发出沙沙的声响；说脆，又极面，嚼几下，舌头上似乎糊着一层细腻的面粉，让人贪婪地咀嚼咽下。

从此，我迷恋上了百合粥，迷恋上了与百合有关的种种吃食。外出时，如果遇到了，我都会大肆享用一番，以满足味蕾和情感的需要。南京有美龄粥，顾名思义，与宋美龄有关。粥是用粳米、豆浆、百合、山药，小火慢熬而成，可谓是精工细作。粥清香鲜甜，有养颜、美白、润肺的功效。相传宋美龄之所以能够驻颜长寿，与长期食此粥有关。

兰州是声名远播的黄河之都，其美食亦独有特色，最著名的当属百合宴。深秋时节，行走在兰州的街头，常见人提篮吆喝，售卖百合。与其他地方的百合相比较，兰州的百合差不多有拳头大小，有的甚至达一斤以上，堪称是百合中的"巨无霸"。那些百合层层叠叠，形状如鱼鳞般，肉质肥厚，细腻柔软，洁白如玉，似乎散逸出轻幽的芳气，给深秋的兰州增加了一份生机与魅力。

在朋友的带领下，我品尝到了颇负盛名的百合宴。据《临洮府志》记载，在兰州，百合入馔的历史可追溯至明万历年间。顾名思义，百合宴上的每一道佳肴都有百合的身姿，有的以百合为主料，有的以百合为辅料。烹调方法亦多，蒸、煮、汆、炸、炒、煨、炖、煎、炝兼而有之，既有冷盘和热菜，亦有羹汤和面点，一应俱全，可谓美食苑中一朵亮丽的奇葩。

面对一桌色香味俱全的百合宴，每个人都有一种大吃特吃的冲动。冰糖百合、干蒸百合、蜜汁百合等，均为宴席上爽口的吃食。百合鳜鱼片颇有代表性，以水汆的方法制作而成。鳜鱼片和百合片用沸水汆后，颜色呈乳白，体现出清淡素雅的特色。然而，同中有异。吃起来，口感或爽脆或滑嫩，不失为一道经典佳肴。

最让我记忆犹新的是鸡丝百合羹，其刀工尤为讲究。鸡脯肉、鲜百合、胡萝卜和水发香菇等，先一一被片成薄厚一致的片，再切成长短一样的丝，焯水后放入锅中，用高汤熬煮，待汤汁稠浓时出锅。此羹色泽丰腴，清香扑鼻，且营养丰富，益气养身，是独特雅致的陇上风味。

百合有百片合成之意，寓意着百事合心。百合的发音也余韵悠长，有一种矜持与高贵之感。自古，百合是一种吉庆、祥和之物，含有"百年好合，白头偕老"之意。在人们的心中，百合亦是团结友好、和睦合作的象征。在民间，每逢喜庆节日，有互赠百合的习俗，或将百合做成糕点等吃食，款待客人。在许多地方，人们喜欢用百合、莲子同煲糖水，润肺补气的同时，传递着一份美好的情感。

百合是可口的吃食，百合花也是俊美无比的祥瑞之花。人们

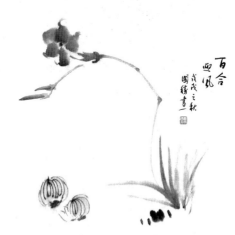

　　百合是可口的吃食，百合花也是俊美无比的祥瑞之花。人们常
以百合花相赠，来传递无尽的祝福。

常以百合花相赠，来传递无尽的祝福。因其名字的好兆头，百合常常出现在热闹的婚礼上，它清新典雅的芳容本身亦是一道亮丽的风景。苏轼曾写下"堂前种山丹，错落马脑盘"的诗句，陆游也有"更乞两丛香百合，老翁七十尚童心"的诗句，抒发了对百合花的喜爱之情。

百合自古就是补益之物，其味甘、性平，具有润肺止咳、清心安神、清热凉血的功效，《神农本草经》将其列为上品。汉代医药家张仲景的《金匮要略》有专门的百合病篇，详细讲述了百合的药用价值。此后，诸家本草均记载了其保健作用，如《神农本草经》的"主邪气腹胀心痛，利大小便，补中益气"。对女性朋友来说，百合有细腻肌肤、排毒养颜的作用，是美容的佳品。

百合有干鲜之分。鲜百合颜色洁白，肥厚饱满，柔软有光泽，看上去无明显的斑痕，闻起来有淡淡的味道，尝起来微微发苦。干百合亦不是越白、越大越好，上佳的百合稍带淡黄色或淡棕黄色，闻起来有一股清香的甜味，泡在冷水中三四个小时，会自然恢复成鲜百合的样子。

"寒露一到百草枯"，寒露时节，人们要顺应自然界的变化，养阴气，防燥邪。此时，或是来一碗百合羹，或是来一盘西芹百合，身心俱美，享乐无穷。

霜降·柿子：红颜未破馋涎落

霜降，秋季的最后一个节气，《月令七十二候集解》云："九月中，气肃而凝，露结为霜矣。"霜降之后，天气渐渐变冷，人们需要吃吃补补。霜打过的柿子，红红的，艳艳的，是绝佳的时令吃食。

早在唐朝，就有种植柿子的记载。柿子是北方常见的果树，家家户户几乎都有一两棵，或在院里，或在院外。每年十月初，由绿色转为橙黄、橘红的柿子便从墨绿的树叶中脱颖而出，十分耀眼，不说吃，单是在院内屋外撑起的这一方风景就够惹眼了。走上街头，看到水果摊上红红的柿子，心里便升腾起一股亲切的感受。

从我记事起，院子里就有一棵柿子树，树冠遮盖了半个院子，简陋的院子因它而生动起来。到了秋天，在高远明净的天空下，渐黄还绿的叶子摇曳飞舞，枝叶间若隐若现的柿子，仿佛挂起一盏盏橘红的灯笼，圆溜溜又红彤彤。空气里满是成熟的气息，远望如一片绚丽的云霞，蔚为壮观，正所谓："灯笼串串高高挂，远向秋寒延断鸿。密叶斗霜凭绿翠，疏枝挽日任橙红。"

我家院子里的柿子不是那种常见的大个柿子，它的外形像西红柿，个小，圆圆的，皮极薄，据说是河南一带的名种，叫火晶柿子。熟透了之后，晶莹光亮，呈朱红色，和火一样漂亮，且皮薄无核，肉丰汁甜。吃的时候，一手捏把儿，一手轻轻掐破薄皮儿，一撕，呈现出鲜红的肉汁，软如蛋黄，吞到口里，有一缕蜂蜜的香味儿，凉甜爽口，那种诱惑让人难以抗拒。

柿子除了鲜吃，亦可以做成半湿不干的柿饼。比起新鲜的柿子，柿饼更有风味。它既保存了柿子温润如膏腴的滋味，又增加了些许的甜度，尤其是附在表面上的那一层白霜，让人看了满口生津，咬一口，又筋又甜，浓浓的味道齿颊留香。明代农学家王象晋在《群芳谱》中认为"柿霜即柿饼所出霜也，乃柿中精华。"能治疗肺热咳、咽干喉疼、口舌生疮、吐血咯血等症。

制作柿饼要先将挑选出的柿子洗净、晾干、去皮，置于竹席上，令其日晒夜露，待其表面干枯起皱，果肉变软，一个个被压成饼状。此时，柿子的青涩味已经消失，开始散发出诱人的香甜味道，然后放进缸里，让其自行结上一层层白白的霜。等到饼上的霜结得差不多了，取出来，放在阴凉处摊开风干，直到外面的白霜厚厚地覆满整个柿饼的表面，才算大功告成。饼肉柔软，甜而不腻，让人品尝一次，便经久不忘。

有一年秋游太行山，漫山遍野都是柿子树。火红的柿子如盏盏红灯笼，将山林点缀得如同童话世界。行走在山里，那一树树红红的柿子就这么蛮横地扑入视线，点亮眼眸，红得让人眼馋，红得让人眼花缭乱。山上山下的人家均有一个柿棚，形状和大小不一，但无一不向阳、通风，否则不易保管柿子。

太行山有名为柿皮团子的吃食。将柿子去皮，捏成泥，包入擀好的面皮里，捏成一个个精致的团子，再整整齐齐地摆在蒸笼里，蒸熟即可。新蒸出来的团子，红彤彤，圆滚滚，闪耀着亮光，犹如满月般诱人。捏起一个，放进嘴里，既有面香，亦有柿香，甚为可口。

在天津盘山地区，柿子在吃之前要先溇一下，以去除涩味。溇是一种古老的手艺，《说文解字》《康熙字典》等古籍均有对此法的解释，其实就是把柿子放在石灰水里浸泡几天，去掉涩味。传统的溇法用温水浸泡，即"三开对一凉"，开水和凉水的比例为三比一。水兑好以后，将柿子放进水缸里，密封严实。等到水自然冷却，柿子也溇好了。看上去没什么改变，可是吃起来，你会发现涩味全无，又脆又甜。

柿子味美，口感甘醇，且富含维生素和镁、铁等矿物质，有较高的药用价值，《名医别录》《本草纲目》《食疗本草》均有记载。每天吃一个柿子，可有效预防动脉硬化、心脏病和中风。所以，人们将柿子做成了柿子粥、柿子醋、柿子酱等，大量食用。

我喜欢酸爽可口的柿子醋。柿子醋的酿造同样是一种古老的技艺，相传西周时就有了。将柿子摘下来，清洗干净，晾干水分，放入大缸里糟着，经过一个多月的发酵，就成了酸酸甜甜的

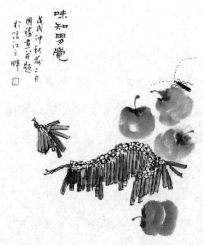

火红的柿子如盏盏红灯笼，将山林点缀得如同童话世界。

柿子醋。一口喝下去，嫩滑湿润，酸甜可口，里面保留着柿子的味道，好喝得让人的舌头都打转。

冻柿子，原本只能在冬天下雪时才能吃到，现在只要将柿子放到冰箱里冻一冻，取出来用水激一下，就能感受到它的美味。吃时，摘掉果蒂，剥去皮，吸一口如蜜汁的柿肉，闭上眼，口中的甘甜与冰爽直浸入灵魂深处。那感觉就像老舍在《骆驼祥子》中描述的一般："他买了个冻结实了的柿子，一口下去，满嘴都是冰凌！扎牙根的凉，从口中慢慢凉到胸部，使他全身一颤。几口把它吃完，舌头有些麻木，心中舒服。"

北方的柿子树极多，当柿子成熟后，果农们不会将柿子全部采摘完，会留一些挂在树上，作为南来北往的鸟儿的食物。哪怕是到了冬天，树叶落尽，那些柿子依然如灯笼般高挂在树上。它们在给鸟儿提供食物的同时，亦给天空、给山野增添了无限的生机。于是，柿子便有了"凌霜侯"的美名。

"林中有丹果，压枝一何稠。为柿已软美，嗟尔骨亦柔。风霜变颜色，雨露如膏油。大哉造化心，于尔何绸缪。"红红的柿子总能触动我心底深处的某根弦。霜降时节，只要有柿子可食，我便会绽放灿烂的笑容，伴着幸福和满足的心境进入漫长的冬天。

霜降·银耳：菌中有明珠

"秋风萧瑟天气凉，草木摇落露为霜。"霜降时节宜健脾养胃，以养后天，正如俗语所言"冬补不如补霜降"。在干燥的秋季，银耳是极佳的滋润食材，一小朵就能煮出一锅软糯黏稠的汤羹，松软、滑润、甜宜，非他物所能比拟。美美地喝上一碗，稠稠地软香滋润到心田，兼有润肺益胃、补气养颜的功效，十分美哉。

银耳，因色白如银，状似人耳而得名，又名白木耳、雪耳、银耳子、桑鹅、五鼎芝等。银耳柔软洁白，半透明，富有弹性，被誉为"菌中之冠"。自古以来，银耳即被视作延年益寿的珍品，是山珍海味中的"八珍"之一，历代皇家贵族都将它看作长生不老的良药，堪称百分之百的溺爱。

银耳多用于做汤羹，人们所熟知的是冰糖银耳羹。取银耳和冰糖各半，放入锅中，加水适量，慢火熬至糊状，香甜味美，软糯腴滑。熬煮时，需不断搅拌，以防银耳胶质粘锅、煳锅。亦可放入几颗红枣、白果或是十几粒枸杞，红白或黄白相间，相映成趣，且滋补的功能更佳。嚅嚅而吞，徐徐下咽，余味绵长。

据历史记载，汉代的吕雉、清代的慈禧都是银耳的忠实粉丝。相传，慈禧六十多岁后依然容颜不老，秘诀之一就是每天早晨喝一碗银耳羹。羹由宫内经验老到的厨师经过一夜细煮慢炖而成，入口甜而不腻、糯而不糠，深得她的喜爱。在慈禧的影响下，银耳亦成了皇宫内外人人皆知的好东西。

莲子、雪梨等均与银耳相合。小时候，母亲常煮雪梨银耳羹，其味美，且可清肺健体，为全家人所喜爱，也是款待客人的佳肴。雪梨银耳羹黏黏的、稠稠的，经过长时间的炖煮，银耳透亮晶莹，雪梨鼓鼓胀胀，糯软无比，吃上一口，放于舌尖细细品味，无论雪梨还是银耳，均甜蜜无比。

莲子与银耳，均为纯白洁净之物，两者相融，晶莹剔透，浑然一体。如果嫌苦，可去掉莲子中间的心，放置多少随自己喜好。我喜欢带心的莲子，那是一种似有似无、恰到好处的苦意。有时，也奇怪自己为什么对此羹百吃不厌。或许，这就是所谓的习惯成自然吧！一旦钟情于某物，就像是遇到心爱之人，念念不忘。

此外，银耳还有其他的吃法。蒸着吃，软软的，入口滑滑的。凉拌着吃，只需用白砂糖、醋，沙沙的，脆脆的，口感极佳。炒着吃，看着有点儿硬，嚼起来脆生生的，如果嫌颜色单调，可放入莴笋、彩椒，红、白、绿相间，无比之惊艳。银耳排骨汤亦是滋补的佳品，只需将排骨、银耳放在锅里，加水炖煮后，放盐即可。

银耳入馔，最有名的菜肴是银耳鸽蛋，又名明月银耳。鸽子蛋煮熟，剥去外壳备用。银耳浸泡后，去蒂头、杂质，与冰糖一起熬煮，最后放入鸽子蛋即成。汤色透明，鸽蛋似月，银耳似花，软嫩清鲜。银耳、鸽蛋都是滋补的佳品，对气血不足所引起的虚劳均有调补的作用。

古时，银耳是天然且稀有的珍品，生于深山老林之中。当乌桕等阔叶树木死去后，遇到合适的温度和湿度，会长出一朵朵白色的银耳。刚开始，星星点点，像一只只小小的耳朵；过不了几天，像一朵朵盛开的白牡丹花，娇艳无比，耀人眼目。因此，银耳又被人们亲切地称之为耳花。

古往今来，人们食用的银耳多是烘干的，制作之前要进行发泡。发泡银耳颇有讲究，需用凉水浸泡，时间约三个小时，让水分充分渗透到银耳之中，使其变成半透明状。凉水浸泡的银耳，膨胀得更加充分，烹食起来，口感更佳。看着那一个个干瘪的银耳，变成一朵朵水灵灵的花儿，亦是一件快乐的事情。

相比较于烘干的银耳，鲜银耳较为罕见。一次四川之行，我意外地邂逅到了久负盛名的通江银耳。通江号称"银耳之乡"，其所产的银耳历来是进贡宫廷的珍馐。走在通江的街道上，到处都是银耳的叫卖声。通江的银耳之所以声名远播，与其独特的地理位置有关。群山包围，云雾相缠，适宜银耳生长，真是应了那句话"天生云，云生雾，雾生露，露生耳"。

平日里食用的干银耳与鲜银耳不可同日而语：烘干后的银

耳，色泽发黄，像缺水的皮肤，干瘪褶皱；鲜银耳像鲜花一般，娇姿欲滴，生气十足。看上去，肌若冰雪，淡雅清纯，绰约若处子，只可远观，不可亵玩，唯恐惊扰了它的梦，让人不得不惊叹生命的丰满与充盈。鲜银耳烹食起来，无须浸泡，口感、韧性都更佳，让人欲罢不能。

银耳药食两用，既好吃，又有独特的药用价值。银耳性平味甘、入肺、脾经，滋阴润肺，可用于肺热咳嗽、肺燥干咳等病症。《本草诗解药注》中大肆称赞银耳的药用价值："白耳有麦冬之润而无其寒，有玉竹之甘而无其腻，诚润肺滋阴之要品，为人参、鹿茸、燕窝所不及。"

此外，银耳富有天然的特性胶质，长期服用，可滋润肌肤，补血养颜，亦可祛除雀斑，再加上它富含的膳食纤维可助胃肠蠕动，减少脂肪的吸收，因而成了爱美人士的钟爱之物。单位有一个女同事，每天都要来一碗银耳羹，皮肤也如那鲜银耳般娇嫩，引发了一股银耳养颜的热潮。

"秋日润燥，银耳当先。"一年四季，秋季最适宜吃银耳，可清热养阴、健脾养胃，亦可养心安神、改善睡眠，实在是养身的佳品。银耳也记录了秋天的滋味，细细品味之下，那是一种属于秋天的味道！

第四辑　冬之食

立冬·羊肉：金鼎正烹羊

　　"冬，终也，万物收藏也。"立冬，标志着冬的开始，人们在把秋收作物收晒入仓的同时，亦要避寒藏暖，正如俗话所说"冬不藏精，春必病温"。此时，羊肉是极佳的选择。在凛冽的西北风里，吃上一口热腾腾的羊肉，从喉咙到胃，甚至全身都暖和起来，无比舒坦，无比惬意，人的心情也会瞬间美好起来！

　　羊是古代六畜之一，羊肉也是一种古老的吃食。甲骨文中的"羞"字是会意兼形声字，形如以手持羊，表示进献之意。《礼记》《战国策》《宋书》等古文献均有羊肉的记载。千百年来，经过无数人的手，羊肉的烹制方法花样繁多，数不胜数。羊肉也因此成了一道上至达官显贵、下至黎民百姓都喜食不厌的绝佳菜式。

　　羊肉吃法颇多，煎、炸、烤、焖、炖、涮、煮、炒等方法，均能烹制出不同风味的菜肴。清蒸是原汁原味的吃法，可最大限度地保证羊肉的口感和营养。清蒸时，要辅以大料、葱段、姜片、蒜片、料酒以及枸杞、大枣等，以去除羊肉的膻味，确保羊肉"原汁原味，不膻不腻"。清蒸出来的羊肉鲜香润滑，吃起来稍带筋道，有嚼头，最宜下酒。

涮羊肉是深受人们喜爱的吃法，又称羊肉火锅，北京人称涮锅子，《旧都百话》云："羊肉锅子，为岁寒时最普通之美味，须于羊肉馆食之。此等吃法，乃北方游牧遗风加以研究进化，而成为特别风味。"每次吃涮锅，等汤沸菜熟，我便迫不及待地口手一起劳作，直吃得吸鼻缩舌，大汗淋漓。

涮羊肉源自元初，相传元世祖忽必烈御驾南征时，一日人困马乏、饥肠辘辘，于是吩咐部下杀羊烧火。正在他等着吃羊肉时，探马报告敌军逼近，忽必烈下令部队立即开拔。当值的厨师急中生智，切下十多片薄羊肉，放入沸水里搅拌，待肉色一变，立即捞入碗中，撒上细盐，呈给忽必烈。忽必烈食后神清气爽，遂率部迎敌，大获全胜。战后犒赏三军，将战前所食的羊肉薄片赐名为涮羊肉。

从此，涮羊肉成了皇宫与公侯府衙宴席上重要的角色。清康、乾两帝共举办四次千叟宴，每次宴席统统备有火锅和羊肉。如今，在北京提起涮羊肉，尽人皆知。到了冬季，北京食客的固定动作就是涮羊肉。寒风凛冽，清汤翻滚，羊肉新鲜，二锅头凛冽，三五好友热络，不一会儿，就进入一种忘我的境界，正像古人所说的："铜炉沸水煮喧嚣，烈酒鲜羊座客豪。"

羊肉串是声名广播、风靡大江南北的吃食，把鲜嫩的羊肉切块，穿在竹签上用炭火烤，边烤边撒盐、孜然、辣椒等调料。烤熟后的羊肉，色泽酱红，外酥里嫩，肉质鲜美，吃起来麻辣鲜

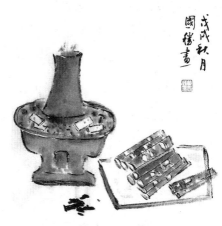

　　没有羊肉的冬天是不完美的，冬天不吃羊肉，就像年少时不轻狂一样，浪费了大好时光。

香、不腻不膻。一串小小的羊肉串足以把人们的胃口吊得极高，让人情不自禁，哪怕是对羊肉不感冒的人，也抵抗不了吱吱冒油的肉串的诱惑。

如果嫌吃羊肉串不过瘾，可以选择"肥而不腻、瘦而不柴"的烤羊排或烤全羊。烤全羊经文火烤熟，表面焦香酥脆，内里鲜嫩紧实。等到飘着诱人香气的烤全羊上桌时，哪怕是"久经考验"的饕餮之徒，恐怕也按捺不住，恨不得立刻动手抓来吃！烤全羊保留了羊肉本身的味道，一口皮，一口肉，吃来让人无比之畅快。

煲汤是最简便的吃法：将带骨的羊肉洗净，放入锅中，投入姜片、大料等即可。清汤锅底最大限度地保持了羊肉的鲜美，吃起来是鲜嫩的口感和滋味。食用时，将熟羊肉和羊杂切碎放入碗中，盛上牛奶般的羊汤，撒上碧绿的香菜，淋上红红的辣油，就成了无比诱人的美味，也让人明白了"活色生香"的含义。

"清晨一碗汤，神仙也不当。""冬天一碗汤，胜过白酒斤八两。"人们口中的这一碗汤，说的是羊汤。在北风呼啸的冬天，冷得人直跺脚，一碗羊汤下肚后，寒气顿消，甚至有时要敞开了怀，那份痛快不言而喻。隔三岔五，每当我觉得嘴中寡淡无味时，就煮上一锅羊汤。一碗羊汤，一个烧饼，浓浓的羊汤上飘着翠绿的香菜叶，直吃得我浑身燥热，似乎全身的细胞都活跃起来。

名气最大的羊汤是陕西的羊肉汤泡馍，它是在古代羊羹的基础上演变而来，历史十分悠久。羊肉具有驱寒滋补、益气补虚、御寒保暖的功效。古时，清晨吃上一碗羊肉汤泡馍，能支撑一天的劳作和生活。羊肉汤泡馍烹制精细，料重味醇，肉烂汤浓，香气四溢，诱人食欲，食后回味无穷。几个人围在一起，人人端起一碗，碗若小盆，热气腾腾。食客个个埋头不语，一盏茶工夫，馍尽汤干，眼之所见，口之所感，鼻之所闻，难以言表。

羊肉汤泡馍融热、辣、香于一碗，直吃得满嘴流油，心中充满幸福。羊肉汤泡馍的吃法亦有讲究，没经验的人，吃前总习惯用筷子来回搅动，这是非常忌讳的，搅动过甚，泡馍就成面糊了。"老陕"的吃法是从一边一点一点"蚕食"，这样能保证汤与馍不分离，使馍始终吃出鲜味。吃时，可根据自己的口味嗜好，调入辣子酱、芝麻油或配糖蒜之类的佐料，异香满口，让人神清气爽，精神倍增。

羊肉味甘性热，滋阴养颜，健胃补脾。所以，香醇味美、黏绵韧滑的羊肉一年四季皆可食。立冬时节吃羊肉，更加畅快。无论是肥美入味的焖羊肉，还是吱吱作响的烤全羊，抑或是热气腾腾的羊肉火锅，吃上一口，驱走冬天的严寒，浑身增添了激情和热乎劲。可以说，没有羊肉的冬天是不完美的，冬天不吃羊肉，就像年少时不轻狂一样，浪费了大好时光。

"寒风响，羊肉香。"寒风凛冽，家人相聚，朋友小酌，围坐在一起，开心地吃上一碗热气腾腾的羊肉，便是一种极致的享受。身子暖和了，每个人的心也是暖暖的，再冷的天也因此变得暖意融融，快乐无限。

立冬·豆腐：百沸汤中滚雪花

立冬，意味着冬季正式来临。草木凋零，蛰虫休眠。人虽没有冬眠之说，却有补冬之习俗，正如俗语所说的"立冬补冬，补嘴空"。补冬宜以补虚、益气之物为主，素有"植物肉"之美誉的豆腐，就成了补冬的绝佳之物。

豆腐是中国古已有之的吃食，可以说有中国人的地方就有豆腐。豆腐鲜美可口、营养丰富，且经济实惠，是平民化的食物，也深受人们的喜爱。看一眼豆腐摊上摆着的切得匀称整齐的豆腐块，你会从心底里升出一分爱怜，不由得买上一块回家享用。普通的一块豆腐，到了人们的手里，花样百出，滋味无穷。

豆腐白净濡润，口感极佳，适用于煎、炒、熘、烤、涮等烹制方法。它也变化多端，可豪华，可朴素，可荤吃，可素食，做汤做菜，无不适宜，苦辣酸甜，随心所欲。最简单的吃法是凉拌，在忙碌或食欲不振时，用香椿、小葱拌豆腐都让人胃口大开，百吃不厌。

豆腐家常的吃法是素炒，将之切成长方形，用热油锅两面煎。火候不能太老，只需表面发黄即可铲出，然后和大葱一起翻炒，装盘，这就是有名的虎皮豆腐。如果时间允许，可以做一道麻、辣、烫三者兼备的麻婆豆腐，或用油菜炖豆腐，绿的碧绿，白的洁白，仅颜色就令人醉倒。

豆腐可与各种食材同烹，吸引众长，集美味于一身。它和火腿、鲶鱼、竹笋、蘑菇、羊肉、鸭血、猪脑等没有不可结缘的。当它和各种鲜艳的颜色、奇异的香味配合时，能使樱桃更红、木耳更黑、菠菜更绿。用来炖鱼、羊肉、猪血时，不讲究刀功，只需将豆腐切成块放入锅中，肉烂了，豆腐也入味了。俗话说"千滚的豆腐，万滚的鱼"，意思是说豆腐耐煮，时间越久，越有味道。

四川乐山有豆腐宴，清清白白、素素净净的豆腐，变身为风姿万种的百余道佳肴，堪称豆腐中的"满汉全席"，如芙蓉豆腐、什锦豆腐、脆皮豆腐、桂花豆腐、熊掌豆腐、雪花豆腐等。豆腐也因为烧、炸、炒、熘、蒸、拌等方式，更加鲜活，更加让人惊心动魄，可谓活色生香的豆腐浮世绘。对喜食豆腐的人来说，乐山的豆腐宴堪称绝品，绝对是味蕾的天堂。

豆腐是素食中的主角，家家户户都常食之。此外，亦可以做成豆腐脑、豆腐干、腐竹、素鸡、千张百叶、豆腐乳之类的吃食。元代的郑允端为之赋诗曰："磨砻流玉乳，蒸煮结清泉。色比土酥净，香逾石髓坚。"最独特的豆制品当数"闻着臭，吃着香"的臭豆腐，它堪称世界上独一无二的美味佳肴，也是一种让人销魂的食品。那股臭味儿吃到嘴里，不知怎么就变成了香味儿，是一种特殊的香，香得回味无穷，香得经久难忘。

小时候，村子里常有卖豆腐的商贩到来。每次来的时候，乡民们都会或多或少地买上几块豆腐。有时，师傅从村头还没走到村尾，豆腐就已经卖完了。那时候的乡村，还保留着以物易物的传统习俗。豆腐除了用钱买以外，亦可用豆子换，一瓢豆子能换一两斤豆腐，足以让一家人美美地吃上一顿。

幼时家贫，鱼汤豆腐是我喜爱的佳肴。父亲擅长捕鱼，每一次去捕鱼我都无比雀跃，好像那鲜嫩无比的美味就在眼前。煮鱼时，除姜片、葱段、蒜末外，豆腐是必不可少的。每次，母亲在煮鱼的锅里都要加几块豆腐，煮得发了泡的豆腐露出许多小孔，小孔吸足了鲜美的汤汁。此时的豆腐柔韧多汁，吃起来鲜美得无法言说。贪吃的我耐不住性子等，嘴角常被豆腐里的汤汁烫出疱来，眼角闪着泪花，也不愿停下筷子。

豆腐作为食药兼备的食品，具有益气、补虚等多方面的功能。此外，豆腐含有铁、钙、磷、镁等矿物元素。两小块豆腐，就可以满足人体一天钙的需求量，极适宜儿童和老人食用。常食豆腐，有益中和气、生津润燥等功效。所以，民间有这样一句谚语："吃肉不如吃豆腐，省钱又滋补。"

豆腐除了味美，与之有关的文化典故也说不完，说不尽。五代谢绰《宋拾遗录》记载："豆腐之术……至汉淮南王亦始传其术于世。"淮南王成就了豆腐文化的似锦繁荣，也为寻常百姓的生活增添了一道价廉物美的家常菜。"浊酒聚邻曲，偶来非宿期。拭盘堆连展，洗酾煮黎祁。"这是陆游的《邻曲》，诗中的黎祁即豆腐，邻人小聚，浊酒豆腐，其乐也无穷。这就是豆腐，上可入宫廷，下可进瓦肆，不傲不显，不卑不亢。

"若要富，烧豆腐。"腐与富谐音，在民间，豆腐亦是一种吉祥之物，寓意富裕、长旺。因此，豆腐虽是平民化的食品，却含有深远的哲学意味，有许多广为流传的歇后语，如"咸菜煮豆腐——不用多言（盐）""小葱拌豆腐——一清二白""豆腐身子——不禁摔打""卤水点豆腐——一物降一物"等。

朋友相交或夫妻相处，难免失言、失态、失礼，此时就需用豆腐那样柔软的宽厚心情，去容忍对方一时的过失，只有这样，才不至于造成终身的遗憾。一位文友曾把豆腐脑、豆腐、豆腐干进行了形象的比喻，很有意思："滑溜溜的豆腐脑对应人生的童年时期，鲜嫩的豆腐对应人生的青年时期，饱含着岁月味道、有嚼头的豆腐干对应人生的老年时期。"

"一轮磨上流琼浆，百沸汤中滚雪花。"豆腐既是平民的，又是不平凡的，自有令人难忘的吸引力。它源源不断地供养着人们的日常餐桌，朴实无华，无声无息。其实，我们生活中的每一餐，又有谁能离得开、忘得了这些朴实无华却又无比珍贵的日常生活之根本呢？

冬天到了，来一碗或一盘热豆腐，在温暖身子的同时，预示着来年红红火火、热热乎乎，何乐而不为呢？

小雪·山药：削数片玉，清白花香

"小雪气寒而将雪矣"，此时，万物蛰伏，开始养精蓄锐，人亦是如此。小雪时节，宜多食温润益肾的食物，用药王孙思邈的话来说是"以养肾气"。寒冬益肾的良物莫过于山药，蒸食或入菜，都是不二的选择。

山药是一种古老的蔬菜，至今已有三千多年的食用史。在漫长的时光中，山药拥有了无数的名字，如薯芋、薯药、延草、玉延、修脆、山芋等。早在秦汉之前，人们已把山药视为主食，被誉为补虚佳品，倍受称赞。《山海经》中说："景山……北望少泽，其上多草、薯藇。"《神农本草经》则把山药列为吃食中的上品："久服耳目聪明，轻身不饥，延年。"

山药的做法颇多，可清蒸，可素炒，可煲汤，可与肉食炖煮，味道都绝佳。清炒时，山药去皮切成菱形片，洗去黏液，用开水焯一下，下锅快速翻炒几下，即成一盘口感清脆的家常菜。如果嫌素炒山药过于单调，可与胡萝卜、菜心、木耳同炒，白与黑，红与绿，交相辉映在一个菜盘之中，诱人眼目，亦诱人食欲。桂花山药是颇受人青睐的甜食，桂花芬芳甘甜，山药细腻软糯，堪称两美相聚。

煲汤时，将山药切成块状，放入炖得香浓的排骨或猪脚汤中，因吸收了极鲜的汤汁，山药变得绵软甘甜，吃到胃里都是暖暖的。前人发明了以山药为主食材的八珍汤、金玉羹等汤肴。金玉羹的做法是"山药与栗各片截，以羊汁加料煮"。山药如玉，栗子如金，金玉共盘，平常之中透出高贵的气质。

山药亦可做粥，红枣、莲子、白米等，均可与山药一起熬煮，鲜香糯软。有一阵子，胃老是隐隐不适。一位中医朋友建议我多喝点山药白米粥，慢慢地，喝着喝着，胃变得舒服了，人也舒坦了。我对山药开始真正重视起来，也吃出了感情，正如诗人陆游所说的："秋夜渐长饥作祟，一杯山药进琼糜。"以琼糜喻山药粥，也只有诗人有如此的想象力了。

古人对山药的烹食方法记述得颇多，较为详细的是《遵生八笺》和《素食说略》，如山药粥、山药粉、山药拨鱼、卤蒸山药、山药泥等。《素食说略》提到了拔丝山药，其做法为："去皮，切拐刀块，以油灼之，加入调好水冰糖起锅，即有长丝。"虽只是寥寥数语，却概括得极为精准，堪称经验之谈。

山药作为是一种平民化的吃食，频频出现在自古及今的小吃中。宋代的《梦粱录》有"又为粉食店，专卖山药元子、真珠元子"的记载。《清稗类钞》记录了山药馒头的做法："以山药十两去皮……以水湿手，捏成馒头之坯，内包以豆沙或枣泥之馅，乃以水湿清洁之布，平铺蒸笼，置馒头于上而蒸之。至馒头无黏

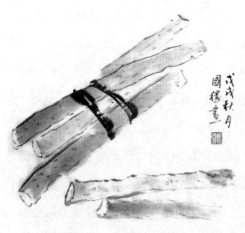

在山药的甘甜中，有浓浓的烟火气息，温馨而美好。

气时，则已熟透，即可食。"

有一次出差津冀，偶遇了名为美宫山药的佳肴。美宫山药集美名、美色、美味于一身，乳白色的山药、枣红色的京糕、碧绿色的青梅，组合在一起，堪称颜色的盛筵。它们相间在盘中，三色绮丽，如同宫殿中精美的房脊，故得此名。相传，美宫山药源于清朝的皇家大院，颇受皇帝的喜爱，后来机缘巧合之下，成为寻常人家的吃食，也成为装点寻常日子的绝佳美食。

美宫山药用料不多，纯粹靠工艺取胜。一般的厨师烹制不出，只能望山药兴叹！将山药洗净蒸熟，去皮切片，京糕亦切片，片要切成瓦片状，青梅焯水备用。在汤盘上铺上油纸，将山药片、京糕片相间摆放成房脊形，青梅反方向摆成绿瓦状。再将切下的碎山药、京糕摆在汤盘中间，用平盘翻扣过来，揭去油纸，放入锅中蒸个三五分钟。最后用白糖、桂花酱勾芡，浇在上面即可。

山药含有淀粉酶、多酚氧化酶等物质，是平补脾胃的药食两用之品，多食能"聪耳明目""不饥延年"，可用于治疗多种症状，有利于滋补壮身，对年老体弱之人，大有裨益，被称为"食物药"。前人曾概括出山药的五大功用："益肾气，健脾胃，止泻痢，化痰涎，润皮毛。"

山药入馔，既有超然至味之悦，亦有养身之效，故前人对它颇为喜爱。理学大家朱熹有"欲赋玉延无好语，羞论蜂蜜与羊羹"的诗句，赞美了山药色似玉，甜似蜜，味胜羊羹，可谓对山药的最高评价。"一笈负山药，两瓶携涧泉。"诗人温庭筠为了采山药，竹杖芒鞋漫步山野，四处寻觅。

于我而言，最早认识的是山药豆，圆溜溜的，如扣子一般。母亲熬粥时，喜欢放入些山药豆。由于山药豆过小，去了皮就没有肉了，所以给它们洗干净，连皮一起投入锅中。待粥熟时，山药豆也炸开了皮。捞一勺入口，绵软，香甜。长大后，我又吃到用山药豆做的糖葫芦，相较于正宗的山楂糖葫芦，则是另一种独特的味道。

在山药的甘甜中，有浓浓的烟火气息，温馨而美好。苏轼在《十月十四日以病在告独酌》中写道："铜炉烧柏子，石鼎煮山药。一杯赏月露，万象纷酬酢。"煮山药本是最简便、最不失本味的烹饪方式，何况用原始的石鼎呢？虽然时光已逾千年，可是读来依然让人心生向往，那也是最亲切的人间烟火。

"冬食山药胜人参"，当寒冷的冬季正逐步地渗透我们的生活时，不妨食些山药，让自己来年精力更加旺盛。细细想来，山药之所以令人觉得美好而感动，是因为其中的一份闲适。其实，生活亦是如此，只要有一颗热爱的心，再寻常的日子也会有斑斓的色彩，也会有醉人的诗意。

小雪·荸荠：地栗何足数

"满城楼观玉阑干，小雪晴时不共寒。"小雪时节，天气已非常冷了。此时，可品尝一下温润的荸荠，以祛除冬日的寒冷。荸荠是一种蔬菜，也是一种水果，亦是一种药材，可温中益气，生津润燥，清热化痰。

"晚菘细切肥牛肚，新笋初尝嫩马蹄。"荸荠又名马蹄、地栗、尾梨、乌芋等，最早的记载见之于《尔雅》："芍，凫茈。"荸荠是一种绝妙无比的植物，外表黑紫，内里洁白细嫩，清甜多汁。荸荠的每一个名字都名如其物，其发音皆有一种清脆、动听的感觉，嘴边似乎有脆生生、甜润润的汁液流动。刚采摘下来的荸荠，色泽鲜艳，或呈枣红色，或乌紫锃亮，油润润，水灵灵，鲜美无比。

荸荠多植于池沼和水田里，几场霜雪过后，就可以收获了，看着那一个个鲜红扁圆的荸荠，给人一种温暖的感觉。李时珍对荸荠的介绍甚为详细："生浅水田中。其苗三、四月出土，一茎直上，无枝叶，状如龙须……其根白，秋后结颗，大如山楂、栗子，而脐有聚毛，累累下生入泥底。"

新鲜的荸荠可直接生食，去皮后果肉白净如玉，像女孩子的肌肤，白嫩、爽滑。塞进嘴里，汁液甘冽，清脆爽口，那种脆嫩的质感，很是让人着迷。荸荠自古便有"地下雪梨"之美誉，有一种诱人的甘香与鲜美。对于许多人来说，荸荠就是一种馋人的水果，也是颇受喜爱的时令之物。

荸荠入馔也滋味极妙。水煮尤能得其真味：将之洗净放入锅中，加水烧开后，用文火煮上二十分钟，直至心透明即可。煮好的荸荠甘甜脆韧，连煮荸荠的水也甘甜无比。在寒冷的天气里，吃上一碗水煮荸荠，再喝下一碗温润的荸荠水，整个身心顿时暖和起来，舒坦起来。

荸荠可单烹，亦可与其他食材搭配烹制，如荸荠虾仁、荸荠鸡丁、荸荠肉片等。荸荠直接入馔，可为菜肴增加脆爽的口感。如荸荠肉丁：将荸荠切片，佐以青椒与肉片同炒，肉的滑嫩和荸荠的爽脆格外搭配。看着那一盘美色，感觉能多吃一碗饭。哪怕是席间油腻之物吃多了，吃上两口荸荠，顿觉口中清爽，胃口又起。

一次去扬州，游完瘦西湖，我便寻了一家店，品尝名闻遐迩的狮子头。狮子头端上来后，舀一勺放进嘴里，牙齿轻轻一嚼，咯吱咯吱几声脆响，忙问店家，原来里面加了荸荠丁，以去油腻。从此，每次在家烹制狮子头，总要在馅中放些荸荠丁，吃起来又嫩又脆，微甘中有清香。

荸荠亦可做成糕点，广州有以荸荠粉拌入糖水蒸制而成的马

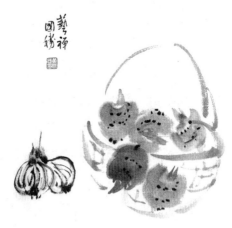

　　对于许多人来说，荸荠就是一种馋人的水果，也是颇受喜爱的时令之物。

蹄糕，极为有名。正宗的马蹄糕呈半透明状，茶黄色，可折而不裂，撅而不断。北京有玫瑰荸荠糕，将荸荠剁成泥，掺上面粉拌匀，团成球形，入油锅炸。再将白糖和玫瑰花熬制成汁，浇至荸荠球上。吃起来，细腻嫩软，滋味香甜，有馥郁的玫瑰芳香。

此外，荸荠、山楂、梨一起炖煮，是冬天里最温暖的甜汤，红红白白，看着就让人心生欢喜。对于荸荠，我甚为喜爱。每次遇到鲜荸荠，都要购买些，只需在水里洗一下即可。吃的时候，不用刀，直接用牙啃去皮，那沙沙的声响，悦耳动听，吃进嘴里则是让人沉醉的甘甜。

有一次我去苏州，在水乡的街头巷尾见有鲜荸荠在售卖。一颗颗、一粒粒地躺在竹筐里，如江南老式家具的古拙之色，散发着动人的光芒，让我收获了意外之喜。一边走在古色古香的街道上，一边不顾形象地啃食荸荠，引人注目。朋友大笑不已，见我如此喜爱荸荠，遂对我讲起了荸荠在苏州的故事。

旧时，在江南水乡的沼泽、水塘里，生长着许多野荸荠。农闲时，男男女女们会到池塘里采摘荸荠，江南话是"敛荸荠"。说是采摘荸荠，其实是借此机会相会。朋友说到兴起之处，情不自禁地唱起旧时的情歌："姐在田里敛荸荠，敛着一个大荸荠。汰脱烂泥剥脱皮，轻轻塞到郎嘴里。问奈郎啊啥滋味，赛过山东甜水梨。"

吴地所产的荸荠甚为有名，《瓜蔬疏》有此记载："方言曰地梨，种浅水，吴中最盛，远货京师，为珍品，色红嫩而甘者为上。"郑逸梅说其介于果蔬之间，啖之味清而隽，有如读韦苏州之诗。如今读来，颇为有趣，像荸荠的味道一样，有清新可人、自然天真的甜脆。

荸荠除鲜吃外，风干的荸荠亦可食。如果说鲜荸荠是年方二八的妙龄少女，风干的荸荠则是耄耋老人，皱巴巴的，如老树虬干，坚硬无比。风干的荸荠不耐看，却中吃，吃起来甜味浓浓，别有风味。萧红在回忆鲁迅先生时，特意提到了风干荸荠："风干荸荠就盛在铁丝笼，扯着的那铁丝几乎被压断了在弯弯着。一推开藏书室的窗子，窗子外边还挂着一筐风干荸荠。"

荸荠作为可口的吃食，一直鲜活在诗人的笔端，鲜活在画家的纸上。最有趣的是汪曾祺老先生在《受戒》中描述小英子崴荸荠的情形："赤了脚，在凉浸浸滑滑溜的泥里踩着，——哎，一个硬疙瘩！伸手下去，一个红紫红紫的荸荠。"古时，荸荠是尝鲜解馋之物，亦是救命之食。明代的王鸿渐在《野荸荠图》中称："造物有意防民饥，年末水患绝五谷，尔独结实何累累。"稻谷受灾，荸荠却能结实累累，供人充饥，堪称造物之妙。

荸荠谐音备齐或必齐，加上其外形似元宝，在民间广受欢迎，成为节日餐桌上有口彩的菜肴。旧时的北京，胡同里荸荠的叫卖声，是除夕夜除旧迎新的前奏。此时，买卖荸荠，图的是谐音的吉利，备齐或者必齐，皆有完满之意，念来喜庆。在苏州、上海等地，除夕的年夜饭里要埋个荸荠，谁吃到谁有福气。

北风日紧，寒气袭人，最适宜吃清甜滋润的荸荠，荸荠也适合这样的天气、这样的温度，正如周作人所言，荸荠是"有格"的果蔬。

大雪·腊肉：年猪金玉透香来

"冬腌风腊，蓄以御冬。"腊肉是大雪节气的传统食俗，也是不可缺少的冬天的味道。在懒洋洋的冬日，来一块肥瘦相间、晶莹剔透的腊肉，或煮，或炒，或炖，绝对是无上的享受。猪肉本是寻常的吃食，然而，肉色油亮鲜红、肉味浓烈香鲜的腊肉，却让寻常食材猪肉有了不寻常的色彩，堪称奇妙。

腊肉是民间颇受欢迎的传统吃食，历史悠久，至今已有两千多年的食用史。《周礼》《周易》等古籍均有肉脯和腊味的记载，当时朝廷亦设有专管臣民纳贡肉脯的机构和官吏。《易经·噬嗑篇释文》云："晞于阳而炀于火，曰腊肉。"春秋时期，腊肉可作为学费或礼物，被称为束脩。相传，孔子招收弟子的学费即为腊肉。由此可见，腊肉浸透着人文的关怀和历史的馨香。

中国人吃腊肉的风俗流传甚广，与之有关的历史记载亦多。元代的《居家必用事类全集》记载得尤为详细："羊、鹅、鸭等，先用盐、酱、料物腌一二时，将锅洗净，烧热，用芝麻油遍浇，以柴棒架起肉，盘合纸封，慢火烤熟。"从中可以看出，除猪肉外，羊、鹅、鸭等，都可做成让人垂涎的腊味。

时至今日，腊肉的含义变得十分广泛，无论是江南还是漠北，无论是东部沿海还是西域边疆，几乎都有一款独具地方色彩的腊肉、腊肠或腊鱼，它们让寻常的日子有了更加丰腴的色彩和满足感。寒风萧萧，雪花飘飘，大江南北都不约而同地进入了腊肉季，千家万户开始忙着买猪肉、买鸡、买鸭、买鱼，以烹制腊味。从城镇到乡村，从大街到小巷，都能嗅闻到腊肉的味道，那是冬天的味道、过年的味道。

腊肉选料严格，制作精细，色、香、味俱佳。经过腌制，皮已经透明、发脆，瘦肉呈鲜红或暗红色，脂肪透明或呈乳白色，红白相映，散发出浓郁的香气，让人萌生出大快朵颐的冲动。腊肉因去除了水分与浮流油脂，蛋白质与矿物质的含量更加丰富，唯一美中不足之处是维生素有些损失。

腊肉的吃法多样，可煮、可炒、可蒸、可烤。烹熟后，透明发亮，色泽诱人。它看似肥腻，吃起来却肥而不腻，瘦而不柴，醇香无比。腊肉一年四季皆可食，平时想吃的时候就割下一块，也可用于置办宴席，招待客人。腊肉可与所有的蔬菜搭配，配菜就地取材，自由组合，可谓五花八门：蒜苗、青椒、洋葱等都是不错的选择，甚至苦瓜也可以，且各有各的滋味。

相较于其他地方的腊肉，滇西、川南等地的腊肉又名琵琶肉、猪膘肉，用整头猪腌制而成，因形似琵琶而得名。猪宰杀后，将内脏取出，猪头需保持完整。然后用盐、花椒、胡椒、草

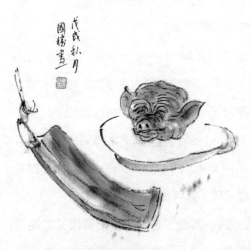

　　从城镇到乡村，从大街到小巷，都能嗅闻到腊肉的味道，那是
冬天的味道、过年的味道。

果等料腌制，腌制后再将刀口缝好，猪耳朵、猪鼻孔则塞上核桃或是小木棍，防止香味散出。缝好后，置于柴火上熏干或阴干，至此琵琶肉基本成型，可长期贮藏。旧时，当地人防寒衣褥不足，常把琵琶肉压在床底下，用作床垫来御寒。

对于滇南的摩梭人来说，琵琶肉除了日常食用，还是儿女们为老人祝寿的一件必备之物。按当地的传统，老人六十岁以上属于高寿，儿女们每年都要为其准备一头琵琶猪，以备老人逝世后办丧事或是祭祀供奉之用。因此，越长寿的老人，家里的琵琶肉越多，也显得晚辈更加孝顺。在有的摩梭人家里，甚至会看到挂着十几头琵琶猪的情形，好像武士守卫着大门，蔚为壮观。

在广东等地，腊味以咸甜适中、醇而不腻的腊肠为主。广式腊肠由肥肉、瘦肉分开切丁，红白相间是它的一大特色。肥肉选用猪脊膘，瘦肉选用后腿肉，遵循恰到好处的糖、盐、酒配比，使得肠衣脆口、瘦肉不粘牙、肥肉香而不腻。腊肠的吃法亦简便，只需上锅蒸熟切片，就是不可多得的美味，足以刺激人不断分泌唾液，再配上一碗白米饭，你会觉得人生的美事不过如此。

小时候，母亲喜欢做腊肉、腊肠之类的腊味。每年大雪将至，母亲就开始忙碌起来，洗肉、剁肉、调馅、灌肠……灌肠时，母亲负责装，我负责把肉往下捏，看着肉馅把一截小肠塞得胖胖的，很是好玩。小手经常被冻得通红，心却是暖暖的，因为这腊肠里不仅有一家人的欢声笑语，还有新年的愿望和梦想。那时的腊肉、腊肠等都是用纯天然饲料喂养的猪肉，肉质细密，味道纯正。

除去母亲做的腊肉、腊肠，爷爷有一手做卤菜的绝妙手艺，经他手的猪下水、猪头等，都散发着让人无法抵抗的浓香，不仅孩子无法抵抗，许多成人亦是如此。爷爷卤的猪头，好看又好吃，常常有人请他去帮忙。每一次，爷爷都欣然而往。返回时，他手里会或多或少地捎些猪下水或是猪头肉回来，让我美美地吃上一顿。

过年了，家家户户少不了准备腊肉、腊肠等腊味。屋檐下、阳台上、窗台上，一块块腊肉、一只只腊鸡、一挂挂腊肠，如一串串红灯笼，挂出了新年的喜庆，挂出了新年的丰腴，也挂出了馥郁的年味。那些自家腌制的腊肉、腊肠是年夜饭上必不可少的美味，代表着家的味道，一口酒、一口肉，让人吃得饱饱的，且痛快淋漓，情不自禁地生出几分快意、几分醉意。

对漂泊在外的人而言，腊肉的味道是故园的味道、乡愁的味道，是母亲的味道、思念的味道。每次离开家，行囊里总要备上一块腊肉，哪怕走得再远，只要有了它的陪伴，便有了底气，有了力量。每隔一段时间，割上一块，买来一捆青蒜苗或三两个青椒，红的是肉片，绿的是蒜苗，吃到肚子里的则是一份相隔千里的思念。对家、对故乡的记忆、气味，便与一盘鲜香无比的腊肉联系在了一起，并且得到最完整的诠释。

"小雪腌菜，大雪腌肉。"大雪来了，腊肉开始飘香。看着一条条晒在阳光下的腌肉，年似乎就在不远处招手。腊肉不仅仅满足口腹之欲，亦是不容忘记的旧时滋味，更是岁月沉淀下的情怀，是舌尖上的乡愁。

大雪·柑橘：最是橙黄橘绿时

"苞霜新橘万株金"，大雪前后，正是柑橘上市的时节，看着那黄澄澄、金灿灿的果子，无论是谁都有一种惊艳的感觉，也有一种抑制不住的食欲。柑橘是寒冬时节甜蜜、醇香的水果，也是防治鼻炎、消痰止咳的天然良方，自古以来就有"大雪吃柑橘"的说法。

柑橘是中国土生土长的水果，据《禹贡》记载，四千多年前的夏朝，其已被列为贡税之物。随后，柑橘被广泛种植，且良种极多。《史记》盛称"江陵千树橘"，可见早在汉代，楚地江陵即以产橘而闻名。清代的《南丰风俗物户志》记载，江西南丰等地，整个村庄"不事农功，专以橘为业"。《闽杂记》也记录了福州城外栽种柑橘的情形："广数十亩，皆种柑橘。"

柑橘，一种让人甜到心里的果子，剥开果皮，芳香四溢。水晶般的果肉、沁人心脾的甘甜，让唇齿留香，舌尖上缠绕上不易消退的甜蜜。上佳的柑橘，皮薄、易剥、瓣大、汁多，掰开一瓣，放进嘴里，甜中略带一丝酸，令人陶醉。那口感，那味道，刺激人的味蕾，亦刺激着人的唾液腺，让人口中溢满了唾液。

古往今来，柑橘得到了诸多文人雅士的青睐。韦应物有诗云："怜君卧病思新橘，试摘犹酸亦未黄。"宋孝宗有《柑橘》诗："何当烂熟经霜露，更约提壶一访寻。"柑橘味美，其树也俊美无比，诗人屈原曾为之写下了《橘颂》，"后皇嘉树，橘徕服兮……绿叶素荣，纷其可喜兮。曾枝剡棘，圆果抟兮……"描述了橘树俊逸动人的外观。

柑橘具有独特的地域性，可以说是独属于长江以南的水果，民间一直流传着"淮南为橘，淮北为枳"的俗语，想来是很有道理的。旧时，受交通条件的限制，新鲜的柑橘在北地不多见。许多人对柑橘的印象，最初来自甜蜜的水果罐头。那时，水果罐头是小孩子永远向往的零食。亲戚来往时，带几瓶水果罐头互相赠送，家里的老人舍不得吃，大多成了小孩子的腹中之物。

记忆里，水果罐头的种类颇多，有蜜橘、水蜜桃、苹果、山楂等。我最爱蜜橘罐头，那清甜的滋味，对我有不可抗拒的诱惑力。生病了，发烧了，上火了，不想吃饭了，爷爷奶奶或父母亲就去杂货店买一瓶蜜橘罐头，给我清火开胃。清清凉凉的罐头汁水，滋润着我焦渴的喉咙。一瓶罐头下肚，原本躺在床上哼哼唧唧的小人儿，立马精神抖擞起来。

后来，橘子逐渐成了寻常的水果。我喜欢剥橘子皮，看它喷出水雾般的汁液，每次都让我兴奋不已。那时吃柑橘，可用精致一词来形容。因怕苦，奶奶常把橘瓣上的经络撕掉，再递进我的手里，或塞进我的嘴里。记忆里，奶奶喜欢把橘瓣放在炉子上烤

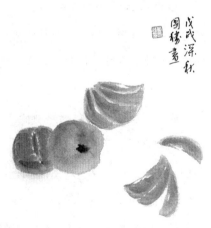

　　我忍不住捏了一瓣放到嘴里，牙齿一咬下去，汁液顿时溢满了口腔，那酸酸的味道让我顿时打了一个冷战。

热了吃。有一次，我忍不住捏了一瓣放到嘴里，牙齿一咬下去，汁液顿时溢满了口腔，那酸酸的味道让我顿时打了一个冷战。

当时，我很是纳闷，不明白奶奶为什么喜欢吃煨熟的橘子。后来，奶奶告诉我，上了年纪，嘴里没有味道，再加上牙齿不好，不能吃凉的东西，酸酸甜甜的橘子就甚为可口了。每到年底，奶奶估算着我快回来了，提前买好橘子。等我回来，剥成一瓣一瓣的，然后摘去上面的经络。每次，我都来者不拒，因为它代表了一种爱，也代表了一段刻骨铭心的记忆。遗憾的是，没有享受几年这样的时光，奶奶就逝去了。

看到奶奶剥橘子的样子，我不禁想起朱自清先生的《背影》。"他用两手攀着上面，两脚再向上缩；他肥胖的身子向左微倾，显出努力的样子……过铁道时，他先将橘子散放在地上，自己慢慢爬下，再抱起橘子走。"年少不更事，读时，觉得朴素、平淡、无奇。后来，看到奶奶的样子，我才明白那朴素的文字中蕴藏多么深挚的情感。其实，越是平凡的事件，越能窥得出关怀与爱护。

成家后，我对柑橘的热情依然不改。我和妻子都是嗜橘之人，一年冬天，妻子买了一大袋橘子，窗外北风呼呼地吹着，我们一边嗑瓜子，一边吃橘子，不一会儿，一大袋橘子就被消灭了，我们还回味不绝。在妻子看来，瓜子与柑橘是绝配，都是惹人怜爱的吃食。相较于山珍海味等饕餮大餐，吃柑橘和瓜子实在是再普通不过了，可是于我们而言，却是一种莫大的幸福，也是一种莫大的快乐。

柑橘经常吃，橘子树却一直悭于一见。有一年去江西，正是橘子成熟的时节。漫山遍野的橘林里挂满了橘子，把枝丫压得弯弯的，像是在苍绿的树丛中挂满了一只只耀眼的灯笼，真如古人所说"掩映橘林千点火"。嘴馋了，顺手摘下一个，剥开皮，放进嘴里，甜蜜的气息令人陶醉。现在回想起来，嘴边还回味着那种甜甜的、酸酸的味道。

柑橘全身是宝，其果肉、皮、核、络均可入药。橘皮的药用价值极高，因其以陈者为佳，故又名陈皮。陈皮性味辛、苦、温，具有理气健胃、燥湿化痰之功。记忆里，母亲每次吃橘子，都舍不得把皮扔掉，将其晒干储存起来，或是用来煮水喝，开胃健脾；或是用来煮菜，在炖煮鸡、鸭、兔子等时，加入一片，别有滋味。柑橘也可以做菜，如橘汁排骨，果甜肉酥，回味悠长。

"一年好景君须记，最是橙黄橘绿时。"甜蜜甘香的橘子是美好的，是可口的。其实，在生活中，无论是爱情，还是亲情，只要心中充满了爱，就可以让自己的人生如柑橘一般美好、一般甜蜜。

冬至·甲鱼：最美不过五味肉

寒冬时节，进补了一个秋天的甲鱼，腴肥鲜美，适口又补身，普受人们的欢迎，民间有"食了甲鱼过寒冬"之说，又因其肉质细嫩，兼有鸡、鹿、牛、羊、猪五种肉的滋味，故美其名曰"五味肉"。

甲鱼，俗称鳖、水鱼、团鱼、王八等，每一个名字均颇为形象、有趣：因体圆则被称团鱼，因有脚则被称脚鱼，因背有壳似铠甲则被称甲鱼，因生活于淡水之中则被称水鱼，让人不得不佩服古人造字、组词、命名之才情。

甲鱼的食用价值极高，属于高蛋白、低脂肪的鱼类，自古即为滋补的良物，亦是席上的珍馐。在古人看来，甲鱼"可补痨伤，壮阳气，大补阴之不足"。《随息居饮食谱》亦云："鳖甘平，滋肝肾之阴，清虚劳之热，宜蒸煮食之。"

中国人食甲鱼的历史颇久，最早可追溯至西周时期。《诗经·小雅》有烧甲鱼的记载，"饮御诸友，炰鳖脍鲤"，炰鳖即烧甲鱼；《礼记·内则》有濡鳖的记载，即将甲鱼处理干净后，在其腹中填上蓼等香料，用肉酱烹烧而成；《楚辞》中亦有诸多以其为食材的菜肴，如"脌鳖炮羔，有柘浆些"。

甲鱼的食法颇多，且各有妙处，清袁枚在《随园食单》列出了数种料理之法，如生炒甲鱼、酱炒甲鱼、带骨甲鱼、青盐甲鱼、汤煨甲鱼等等。最与众不同的是全壳甲鱼："制甲鱼去首尾，取肉及裙，加作料煨好，仍以原壳覆之。每宴客，一客之前以小盘献一甲鱼。见者悚然，犹虑其动。"可惜，随着时光的流逝，此法已失传，让人无从寻觅。

时至今日，甲鱼依然享有好吃的盛名，让无数人趋之若鹜，喜爱有加。许多地方都有独特的甲鱼肴，让人不得不惊叹甲鱼的魅力。西安的遍地锦装鳖出自唐代的烧尾宴，以甲鱼为主料，配以羊网油、咸鸭蛋黄、冬笋、菜心等，成菜后，鲜香四溢，可使食者领略到古人以鱼、羊两字构成鲜字的真正含义。

皖南山区好将甲鱼和火腿同烹，所用甲鱼大如马蹄，约半斤重，故名清炖马蹄鳖。当地有一首流传颇广的民谣："水清见沙地，腹白无淤泥；肉厚背隆起，大小似马蹄。"洞庭湖畔的汉寿，以"甲鱼之乡"闻名遐迩，所产的甲鱼又名中华鳖，肉嫩，脂多，裙边宽而厚，糯性、韧性、柔性俱佳，如水晶皮冻，甚为可口。汉寿的中华鳖宴颇为有名，是款亲待友的绝佳吃食。如果到了汉寿，不吃甲鱼，实乃一件憾事。

"鲤鱼吃肉，王八喝汤。"甲鱼是煲汤的珍品，可单烹，可与土鸡、乌鸡等同煮。最有名者为霸王别姬，以甲鱼和乌鸡为原料炖煮而成，其肉酥烂，其汤清澈，味鲜醇厚，为宴席肴馔中的上品。相传，项羽垓下兵败时，虞姬为免其后顾之忧，自刎而死。后人根据这个故事，以鳖、鸡为食材，研制了这道菜，以谐音命名霸王别姬。

霸王别姬，典故与菜肴相结合，意味深长。鳖与鸡，两者搭配成菜，菜名有趣，耐人寻味，且能起到营养互补的作用，具有滋阴补肾、养筋活血、强身健体的功效。烹制时，将甲鱼宰杀洗净后，放入热水中焯一下，取出，搓去周身的脂皮，用水冲洗干净，再和鸡一起放入汤钵内，加入鲜汤、盐、葱、姜、火腿、香菇、冬笋等炖煮，至汤浓肉烂时，即可盛出上桌。

相传，京剧大师梅兰芳好吃甲鱼。抗战前夕，他到徐州公演《霸王别姬》，全城为之轰动。演出结束，众人为他设宴饯行，席上即有霸王别姬这道菜。在一个白瓷钵里，有鳖有鸡，汤味滋醇浓郁，鳖与鸡鲜嫩酥烂。他品尝后，大加赞赏，其余诸客亦拍案叫绝。毛泽东、陈毅等人视察徐州时，亦品尝过这道菜，并给予了高度的赞扬。

有段时间，母亲的身体欠佳，经医生诊断，乃早年过于劳累和长期缺乏滋补所致，建议吃些健身的滋补品。于是，每隔一段时间，我就给母亲炖上一锅甲鱼。每一次，母亲都想要帮忙，每一次，都被我按坐在沙发上。我独自一个人在厨房里忙碌起来，锅里的香味越来越浓，我的心情越发地平静、满足。

甲鱼身上最美味的部分当属鳖裙，即鳖甲周围的一道软边，古时被列为"水八珍"，颇为珍稀。相传，南唐和尚谦光因鳖裙味美而难得，遂发出了"鹅生四只脚，鳖著两重裙"的感慨。最初，我不识鳖裙的滋味。后来与一位饕餮之徒同食甲鱼，只见其不食肉，只食裙边，好奇之下，才尝得其中的美妙。

烹制甲鱼的关键是食材的选择，野生者最佳。野生的甲鱼以鱼、虾、贝、昆虫为食，其动作敏捷，腹部有光泽，肌肉肥厚，裙边厚而向上翘，把它翻转过来，头腿活动灵活，很快能翻转回去。烹制甲鱼讲究现杀现烹，因其死后体内会分解出大量毒物，容易引起食物中毒，即使冷藏也不可食用。

儿时，老家沟河、水塘纵横，里面都有甲鱼潜游，把猪肝往钩子上一挂，往水里一扔，就可以坐等甲鱼上钩了。每一次，几乎都能钓上一两只上来。下雨天，走在水田的田埂上，有时竟会遇到一只甲鱼在优哉游哉地爬着。见此情形，我喜不自禁，伸手一捉，成就了它醉人的美食滋味。

捉回来的甲鱼，母亲擅长于将其红烧，先将葱、姜、蒜、芫荽、花椒、辣椒等佐料煸香，再将甲鱼爆炒，最后配上酱油、醋、盐、糖一起炖煮，炖出来的甲鱼具有辣、咸、甜、鲜、嫩等特点。炖煮时，要用果木柴火和农家的大铁锅，如此才能保证甲鱼的原汁原味，吃起来味道醇厚、回味绵长。

甲鱼越炖越香，鱼汤亦滋味浓厚。看着那浓浓的汤色，闻着那诱人的香味，我恨不得赶紧拿起筷子，大快朵颐。鱼肉是一块一块儿的，蒜瓣大小，鲜嫩爽口。鱼汤亦不能浪费，无论是泡馍还是浇米饭，那味道都美得不得了。老家有句俗语，"家有万贯不如甲鱼泡饭"，意思是炖甲鱼时，主食要搭配米饭，把鱼汤往米饭上一浇，搅拌均匀，吃一口便是大大的满足，味蕾似乎在舌尖跳跃，顿生美好之感。

"寒冬至，甲鱼肥。"寒冬是食甲鱼进补的最佳季节，一来可以满足味蕾之需求，二来可以驱寒保暖，三来可以强身健体，一举三得，真是美得不行！

冬至·饺子：好吃不过饺子

"冬至大如年"，从古至今，冬至都是一个重要的节日。这一天，不论贫富，饺子是必不可少的，民间有"冬至饺子夏至面"之说。饺子，一种古老的传统面食，也是团圆和亲情的象征。在千余年的时光中，饺子散发着独特的魅力，面皮包上各种各样美味的馅，足以满足人们不同的口味，令人口齿留香。

饺子，又名水饺，原名娇耳，由东汉的医圣张仲景发明。相传他见穷苦百姓忍饥受寒，耳朵都冻烂了，遂发明了祛寒娇耳汤。羊肉、辣椒和祛寒的药材在锅里熬煮，煮好后，捞出切碎，用面皮包成耳朵状，下锅煮熟后分给病人。百姓吃下后，浑身发热，血液通畅，双耳变暖，一段时间后，病人的烂耳朵就好了。

从此，祛寒娇耳汤的故事广为流传，逐渐演变成今天的饺子。民间有"冬至吃饺子，不会冻耳朵"的说法。每逢冬至，人们都要吃饺子，以示庆贺。在时光的演变中，饺子的称呼时有改变，且颇为有趣。唐时称汤中牢丸，元代称时罗角儿，明末称粉角，清朝称扁食，可是其文化内涵却越来越深厚，越来越吸引人。

饺子的形状犹如一个个的弯月，皮薄馅多，玲珑剔透，符合色香味合一的饮食文化的内涵。饺子的烹调方法亦多，煮、蒸、煎、炸、烤皆可，一般以煮为最多。饺子煮熟后，屋子里弥漫着它的香。从锅里捞出的饺子冒着热气，泛着光泽，让人禁不住夹一个送入口中。咬一口，鲜香的滋味在口中回荡，慢慢地滋润喉咙，沁人心脾，整个人仿佛置身于奇妙的世界。

饺子的种类极多，主要以馅来分类，如猪肉馅、三鲜馅、韭菜馅等等。荤馅的以猪肉为主打，猪肉要选用五花肉，只有肥瘦兼有的五花肉，吃起来才更肥美、更醇香。如果是纯瘦肉的馅，吃起来，鲜香不足，且易塞牙。素馅的则以韭菜为主打，韭菜与鸡蛋、粉丝、虾皮等一起调制，那一盆黄、绿相间的馅，让人馋涎直流。

过年时，母亲会包一种钱饺子。硬币洗净后，包到饺子里，谁吃到钱饺子，寓示谁来年好运连连。每一次，我都希望能吃到钱饺子。只要听到咔嘣一声响，便意味着吃到了，那种用牙齿咬着钱的感觉真好。后来得知，母亲盛饺子时，故意把钱饺子盛到我的碗里，让我收获一份意外的欢喜。

吃饺子是一种幸福，包饺子亦是一种幸福。一家人围坐在一起，剁肉，择菜，和面，擀皮，包饺子，各有分工。一边拉着家常，一边包着饺子，有说有笑，气氛和谐，其乐融融。小时候，只觉得包饺子是一件趣事，随着年岁的增长，慢慢地领会到饺子带给我的深远意义，那是家的味道、亲情的味道。

饺子是馋人的美味，也有一份独属于中国人的饺子文化。饺子的外形酷似元宝，代表着招财进宝；饺子的馅需剁碎，寓意着岁岁平安；饺子煮熟了会飘起来，代表着勃勃升起；饺子盛出来，大家共同分享，寓意有福同享。看似小巧玲珑的饺子，竟有如此多的说道，真是不可小觑。

经过千百年时光的沿袭，人们赋予了饺子更多的人文色彩。不同的饺子馅，其寓意也不同，但无一不是吉利的。如韭菜寓意久财，白菜寓意百财，羊肉寓意洋财等等，虽有些牵强，可是又有谁会拒绝它们的诱惑呢？在满足口腹之欲的同时，讨得一份吉利、一份祝福，这本身就是一件美好的事情。

"出门的饺子回家面"，饺子被视为送别亲朋好友的最佳吃食，承载的是一种美好的心愿。亲朋好友远走他乡，走之前都要吃上一顿美美的饺子。旧时，每当女儿出嫁，娘家人为其准备的最后一顿饭也是饺子，数量和女孩的年龄相对应，既表明了亲人的依依不舍之情，也蕴含了娘家人对女儿未来日子的美好祝愿。

因为这句俗话，母亲矢志不移地坚信，她的孩子出门前一定要吃上她亲手包的饺子，以顺利安康！母亲是北方人，擅做面食，如面条、饺子、包子等，最为拿手的是包饺子。和面、剁馅、擀皮、包馅、下锅煮，一阵忙活之后，饺子就可以上桌了。面对那一盘热气腾腾的饺子，我再也控制不住自己的馋虫，赶紧拿起筷子，一口一个，直到肚子滚圆，方停下筷子。

煎出来的饺子又名煎饺，亦是一种熨帖人心、让人心动的吃食，吃过它的人，无不被它的美色与美味所吸引。金黄色的外皮，软滑多汁的馅料，香脆的饺子底儿，鲜美溢口，每每回忆起来，都让人垂涎。面对一盘形色俱美的煎饺，像是面对一件精美的艺术品。上部是淡黄色，底部是金黄色，散发着诱人的光芒。咬上一口，又脆又嫩，脆而不焦，嫩而不生，让人唇齿生香。

女儿是煎饺的忠实粉丝，她最喜欢猪肉三鲜馅的，鸡蛋、木耳、虾仁和猪肉搭配，咸度刚刚好，虾仁也新鲜。咬上一口，肉香味和饺皮味混在一起，充满整个口腔。她先吃焦黄酥香的皮儿，一点一点啃着吃，边吃边故意咂巴着嘴，让人不禁想象那味道真是好极了。我常常一边偷笑，一边让她慢点吃。看着女儿那十分过瘾的样子，我也明白了幸福的概念其实很简单，简单到就两个字，那就是"满足"。

"冬至不端饺子碗，冻掉耳朵没人管。"在古人看来，过了冬至，白昼一天比一天长，阳气回升，是一个节气循环的开始，亦是一个吉日，应该庆贺。《后汉书》记载："冬至前后，君子安身静体，百官绝事，不听政，择吉辰而后省事。"于今人而言，每逢冬至，无论多忙，都要赶回家，陪着家人包饺子、吃饺子。

在漫漫的人生路上，有一碗亲情的饺子相伴，我便不会沮丧，也不会孤单。鲜香无比的饺子填饱了我的胃，更温暖了我的心。

小寒·白菜：白菘类羔豚

"冬日白菜美如笋"，霜重露寒，又到了吃白菜的季节。那一棵棵的白菜敦实而丰腴地立在那里，叶柄如玉一样白，带着青，像一个个保留着神秘感的小妇人，展尽了风姿。白菜青白相间、养人悦目，且味道鲜美、清脆可口，是冬日餐桌上不可少的蔬菜，民间素有"百菜不如白菜"的说法。

白菜的栽培和食用历史都极为悠久，西安半坡原始村落遗址发现了新石器时代的白菜籽，距今已有六千年的时光。《诗经·邶风·谷风》中有"采葑采菲，无以下体"的诗句，葑即为白菜之类的蔬菜。白菜又名菘，因其是草木中具有松树耐寒品格的植物，宋代的陆佃在其《埤雅》里称"菘性凌冬不彫，四时长见，有松之操，故其字会意，而《本草》以为耐霜雪也"。陶弘景也说："菜中有菘，最为常食。"

白菜之名始于宋代，苏颂曾说："扬州一种菘，叶圆而大……啖之无滓，绝胜他土者，此所谓白菘也。"白菜微寒味甘，入胃、肠、肝、肾、膀胱经，具有养胃生津、除烦解渴、清热解毒等功效。常食白菜，亦可起到护肤养颜的作用，正如俗语所说："肉中就数猪肉美，菜里唯有白菜鲜。"

白菜为寻常之物，其做法花样百出，令人百吃不厌。每年冬，家家户户的餐桌上都飘着白菜的清香，可清炒，可醋熘，可炖肉，可做汤，可爆锅下面条，醋熘白菜、开水白菜、佛手白菜、白菜煨火腿、白菜炖粉条等，都是让人垂涎的美味。作家老舍爱吃芥末白菜墩，用大白菜加芥末、白糖，半生半熟腌制而成，别有风味。

鲜嫩的白菜心可凉拌，用手撕成小块，由于没有刀切，菜心没有生硬的断痕，反倒有一种青山绵绵不绝的意境，衍生出新的灵动之趣。再倒入些白醋，放点辣椒，鲜脆甘甜的味道便不露声色地就将你引诱，脆脆地嚼上几口，清爽的感觉让人的舌头打转。

醋熘白菜最不易做好，首先选料上就有讲究，白菜叶不堪用，下锅就塌秧了，白菜帮也得精选，最外面的两层不能用，因为太厚实，水汽太大。菜心亦不能用，因过于娇嫩，只能用中层菜帮，去除菜叶，菜帮以刀片成，明油亮芡，临出锅时喷醋，吃在嘴里软而不塌，酸而返甜，甚为爽口。醋熘白菜要佐以干红辣椒，提色亦提味，让人欲罢不能。

白菜豆腐汤也是寒天里的靓汤，撒上切碎的生姜屑，看上去极为平常，可细细品之，味美极致。清清的汤色，绿是绿，白是白，黄是黄，冬日冷硬的日子因为三色的加入，一下子生动起来、鲜嫩起来。一碗白菜汤下肚，肠胃格外暖和，脸色亦红润了

白菜外面的帮脱水萎蔫，再放到地窖或墙根背风处存放，上面盖上草帘子，就可随吃随取了。

小时候，白菜是冬天饭桌上的主菜，不过母亲会在它身上变出诸多花样来，让我们常吃常新。母亲好用白菜和猪油渣做馅蒸包子。有一次，雪花不紧不慢地飘洒着，母亲蒸了几锅包子。我馋得厉害，就立在灶台旁边等，当热腾腾的包子出锅时，我顾不得烫，连忙拿起来，站在院子里，也不进屋，吃得满嘴喷香。可惜，这样的日子，已经一去不复返了，当年雪地里白菜包子的香味也很难再感受到了。

白菜味道鲜美，荤素皆宜，非其他菜蔬所能比拟，恐怕这也是它让文人雅士青睐的原因所在。南齐的周颙说过，菜中美味就两样，即"春初早韭，秋末晚菘"。范成大曾写道："拨雪挑来塌地菘，味如蜜藕更肥浓。朱门酒肉无风味，只作寻常菜把供。"苏轼更是对它喜爱有加，留下了"白菘类羔豚，冒土出蹯掌"的溢美之词。齐白石亦喜欢白菜，在其白菜图上题诗曰："牡丹为花中之王，荔枝为百果之先，独不论白菜为蔬菜之王，何也？"于是白菜"菜中之王"的美名便不胫而走。

"白菜天生是个宝，严寒冬日离不了。"大白菜，一个俗得不能再俗的名字，一种普通得不能再普通的蔬菜，可是它的叶脉里却流动着鲜活的生命，洋溢着浓郁的人间烟火气息与人情味。寒冷的日子，会因为白菜被调剂得格外鲜亮、格外安稳。

小寒·腊八粥：只将食粥致神仙

"小寒大寒，冻作一团。"小寒时节，正是腊月，民间有喝腊八粥的习俗。小小一碗粥，集合了五谷杂粮之精华。在寒气逼人的节气里，喝上一碗滚烫喷香的腊八粥，五脏六腑全都被滋润了。

古人用来煮腊八粥的食材多种多样。南宋的《武林旧事》说："用胡桃、松子、乳覃、柿、栗之类做粥，谓之腊八粥。"清代的《燕京岁时记》则称："腊八粥者，用黄米、白米、江米、小米、菱角米、栗子、红江豆、去皮枣泥等，合水煮熟，外用染红桃仁、杏仁、瓜子、花生、榛穰、松子，及白糖、红糖、琐琐葡萄，以作点染。"无论采用何种食材，均要煮烂，看起来均色泽鲜艳，吃起来均质软香甜。

腊八粥至少已有千余年的历史，有着浓重的佛教气息。陆游在《十二月八日步至西村》诗中提到："今朝佛粥交相馈，更觉江村节物新。"最早的腊八粥用红小豆来煮，后经演变，加之地方特色，所有食材逐渐丰富多彩起来。因腊八粥用多种食材熬制而成，亦被称作七宝五味粥。

腊八粥之所以被称作五味粥，是因为中医认为酸、辛、苦、咸、甘五种滋味入五脏，五味调和是长寿的法则之一。《黄帝内经》称："五味入口，藏于肠胃，味有所藏，以养五气，气和而生，津液相成，神乃自生。"喝上一碗热腾腾、香喷喷的腊八粥，暖胃养生，更因亲人倾注的爱意而温暖，幸福。

腊八粥能广为流传，除了源自佛教外，还与民间的习俗有关。在其流行之前，民间有冬天喝赤豆粥的习惯，以驱邪避疫、保佑平安。加之小寒时节临近"三九寒天"，伴着腊八粥的香味，年味也一日日浓烈起来，人们开始为过年而做各种准备。民谚有云："小孩小孩你别馋，过了腊八就是年。"喝了腊八粥，年味就浓了起来，人们也更加期待着年的到来。

小寒时节熬粥、喝粥，预示着来年的丰收。小时候喝的腊八粥，无非是在白粥中加些五谷杂粮。母亲把熬好的第一碗腊八粥端出来，用树枝把它挑到石榴树、柿子树、枣树等结果子的树的枝杈上，且念叨着"南来雁，北来雁，都来吃我的腊八饭"。这是因为，南来北往的鸟儿吃了这碗腊八饭，来年这棵树就会果实累累、压满枝条。

时至今日，粥的功能已也从糊口、解决温饱的实用性，一点点迈向对粥的审美、欣赏以及享受的高度。人们会时不时熬上一锅或精致或丰富或简朴的各式各样的粥。可是在小寒时节，从南到北，从城市到乡村，无一例外，都要熬上一锅腊八粥，做法基本一致，无非是食材的种类不一，但无一不尽可能地多，也尽可能地把粥煮得黏稠，充满了无穷的诱惑力。

　　腊八粥该用什么食材或是多少种食材，并没有定论，一般多用糯米、红豆、枣子、栗子、花生、白果、莲子、百合等，也可以加入当地独有的土特产，让腊八粥更有风味。如宁夏熬腊八粥多用豆类加大米、土豆，再加上用白面或荞麦面切成菱形柳叶片的"麦穗子"。甘肃武威地区喝腊八粥时，要配炸馓子、麻花同吃，俗称为"扁豆粥泡馓"。在长江以南，除了熬甜粥，还在里面加入盐、油、木耳、青菜、金针菇等，煮成咸粥。

　　自古就有食粥养人的定论，喝粥能起到润胃暖胃的作用，可以疏通胃中谷气。《史记·扁鹊仓公列传》云："其人嗜粥，故中藏实。"意思是那个人嗜食粥品，内脏充实。宋代的张耒在《粥记》中说："每日起，食粥一大碗。空腹胃虚，谷气便作，所补不细。又极柔腻，与肠胃相得，最为饮食之良。"苏轼也曾说："夜饥甚，吴子野劝食白粥，云能推陈致新，利膈益胃。粥既快美，粥后一觉，妙不可言也。"

　　粥是一种既实惠又养人的饭食，也是最常见的家常便饭。天寒时节，喝上一碗热乎乎的粥，堪称一件幸福的事。最常见的是白米粥，不要他物的辅助，便自有一种水田里晨风夜露的香气，沁人心脾。母亲爱喝白米粥，喜欢把粥煮得又黏又稠。每次锅开以后，厨房里便雾气蒙蒙地飘起阵阵甜丝丝的粥香，灶上锅里咕嘟咕嘟白米翻滚的声音，像是有人唱歌一样。

　　熄火后，粥不能马上喝，要微微地焖上一阵，待粥锅四边翘起一圈薄薄的白膜，粥面上结成一层米油，此时，大米已变得极其柔软，几乎融化，粥才成为粥。这样的白米粥，清爽可口，温热地喝下去，令人精神焕发，周身通达舒畅。有时，母亲会想方设法在白米粥里加些点缀，如小米或是新鲜的玉米粒、豌豆粒，金色的或是绿色的颗粒夹杂在白粥之中，给人一种惊艳的视觉享受。

熬粥是有讲究的，袁枚在《随园食单》中说："见水不见米，非粥也；见米不见水，非粥也。必使水米融洽，柔腻如一，而后谓之粥。"母亲常给我讲熬粥的技巧，可是我熬出的粥总没有母亲熬的好喝，要不稠了，要不稀了，要不火候不够等等。于是我便很少熬粥，早点也代之以面包、豆浆、牛奶等等。每次母亲来我家小住，就会给我们熬起粥来。于是，我早也喝粥，晚也喝粥，每次总是见锅见底地一喝而空。

"白日隐寒树，野色笼寒雾。"对于俗世中的人来说，在数九寒天的时节，能有腊八粥喝，就是一种无上的幸福。清代王士雄在《随息居饮食谱》中说："粥饮为世间第一补人之物。"陆游也发出了"只将食粥致神仙"的感慨，虽为诗人的夸张之辞，然粥能养生延年却是不争的道理。

腊八粥让我明白了，不必刻意去寻珍馐佳肴，最平凡、最普通的稻米里就有最清香的滋味，人生亦是如此！

大寒·萝卜：土酥赛人参

大寒，二十四节气中最后一个节气。在这个数九寒冬的天气了，物美价廉的萝卜是最宜人的蔬菜，也是冬天最家常、最温暖的美物。民间有"冬吃萝卜夏吃姜，不劳大夫开药方"的俗语，李时珍更是一口气写下了九个关于萝卜的"可"，以此来抒发对萝卜的喜爱之情："可生可熟，可菹可酱，可豉可醋，可糖可腊，可饭，乃蔬中之最有利益者。"

萝卜是中国本土的蔬菜，也是一种古老的蔬菜，其栽培食用的历史可追溯到两千多年前。《诗经》《尔雅》均有对萝卜的描述，称其为菲或芦菔。《农书》根据不同的生长时期，给予了萝卜不同的名称："春曰破地锥，夏曰夏生，秋曰萝葡，冬曰土酥。"经过长时期的培植，萝卜在凡俗人的烟火中，一直扮演着经久不衰的角色。

"萝卜青菜，各有所爱"，这是中国人最常挂在嘴边的谚语之一。由此可见萝卜在国人餐桌上的地位。名气最大的萝卜当数北京的心里美萝卜，用老北京的话来说，那是"赛梨的萝卜"。在北京的胡同里，经常有人售卖它。切开后，内呈紫红色，如红心火龙果一样鲜艳夺目，吃起来甜脆、多汁，堪比酥梨，像古人所称赞的一般："琼瑶一片，嚼如冷雪。齿鸣未已，众热俱平。"吃到地地道道的心里美萝卜，心里也只可用一个"美"字来形容。

寻常的萝卜，是青萝卜和红萝卜。青萝卜一般生食，它的皮是绿的，瓤也是绿的。切开来，剔透光洁。吃起来那叫一个鲜嫩，那叫一个脆甜。晚上没事的时候，一边看电视，一边啃青萝卜，啃完之后，来一杯热茶，打一个饱嗝，那份舒坦自在，赛过神仙。民间有"吃萝卜，喝热茶，气得大夫满地爬"的俗语，在老式浴池里，青萝卜是必备的。从池子里出来，吃上一块脆脆的青萝卜，那凉爽的滋味直透心底。

个大、皮薄的红萝卜是百姓人家最常见的蔬菜，它在不同的人家演绎着不尽相同的吃法：素炒、凉拌、烧肉、做羹、煲汤。凉拌时切成丝，加点碎香菜、碎鲜辣椒，吃起来甜、鲜、脆、韧，口感极爽，是桌上不可缺少的绝佳配菜。美食大家汪曾祺老先生最喜欢拌萝卜丝："萝卜斜切为薄片，再切为细丝，加酱油、醋、香油略拌，撒一点青蒜，极开胃。"他也因此留下了"萝卜所惠于中国人者亦大矣"的溢美之词。

作为最平常的吃食，萝卜和白菜同样是冬季里寻常百姓家的主菜，一盘萝卜丝都是佐饭的好菜，萝卜炖排骨就更是令人馋涎欲滴的美食了。小时候，每年冬天，母亲就用猪圆骨，煮上一大锅萝卜汤。我从外面回到家，母亲盛上一大碗热气氤氲的萝卜汤，给我喝。一碗汤下肚，寒气顿消，浑身变得暖暖的。我喜欢素炒萝卜条，大火、大油翻炒，配以红辣椒，很是下饭。

萝卜是腌制咸菜的重要蔬菜，每年冬，家家户户都要腌制萝卜干。那时候，屋内屋外都有一口或几口用来腌制萝卜干的缸或是坛子，它们和锅碗瓢勺一样，是居家生活的必需品。腌萝卜干，堪称一件壮观的事情，全家老少齐上阵，洗的洗，切的切，晾的晾，分工明确，如流水线作业一般有条不紊。腌制萝卜干看似简单，想腌好却不易，其中的分寸只有亲为者方能拿捏。

母亲喜欢腌制五香萝卜干，在其快腌制好时，用辣椒粉、五香粉揉搓，如此腌制出来的萝卜干可直接食用，嚼起来麻辣又回香，撩人食欲。萝卜干亦是过冬的佐餐之物，在寒风凛冽的日子里，就着萝卜干喝上一碗白米粥，或是小米粥，或是红薯杂粮粥，那种滋味，让人回味无穷。有时，咸菜放久了，抱怨腌咸了，母亲就说："咸有咸的味道，咸了下粥，你就可以少吃咸菜多喝粥。"

清代大才子袁枚对萝卜也情有独钟，他在《随园食单》写到，萝卜丝放在鸡汤里出水两次后，和鱼翅一起炒，烹饪上以"令食者不能辨其为萝卜丝、为鱼翅"为最高化境。寻常百姓家虽没有燕窝鱼翅，也可做出与之媲美的美味，如萝卜饼。萝卜丝、香菇末、虾仁末、肉丁等下锅炒至八分熟，做成馅，用面皮包好，放入平底锅上煎熟即可。煎熟的萝卜饼表皮金黄，里面的馅经过热油高温煎烤，把萝卜的清香味渗入到面皮当中，轻轻咬上一口，萝卜丝的清香刹那间蔓延开来。

在以萝卜为食材的菜肴中，洛阳的牡丹燕菜最为有名。燕菜是洛阳水席中的头道菜，将萝卜切成细丝，经多道工序加工而成，味道独特。相传，武则天食后赞不绝口，因其形似燕窝，改名为燕菜，并流传至今。第一次吃这道菜时，我没吃出来是何物，还以为是某种高级食材！当朋友告知是萝卜时，我立刻对萝卜刮目相看。

萝卜除了广泛的食用价值，还有诸多药用价值，又被称为"土人参"。萝卜中的膳食纤维有助于体内废物的排出，还有降低血脂、软化血管、稳定血压的功效，《本草纲目》记载道："散服及炮煮服食，大下气，消谷和中，去痰癖，肥健人。"人参不容易吃到，萝卜却是随时可以享用的美味。小时候，每家每户都有一个萝卜窖，挖一个半人深的坑，把萝卜埋进土里就行，可一直保鲜到春天。哪怕到了四五月，依然水灵，依然甜脆，依然馋人。

唐代的小说《洞微志》有这样一个美丽的故事：齐州一位病人在梦中梦到了萝卜幻化成的红衣少女，少女告诉他服用萝卜可以治病。他"即以药兼萝卜食，其疾遂愈"。亦食亦药的萝卜就是这样一种好东西。每次看着那些或翠绿欲滴，或白嫩诱人，或鲜红耀眼的萝卜，我都会滋生出一种饕餮之徒般的贪婪，恨不得吃尽天下所有的萝卜。

大寒·年糕：万事如意年年高

　　年糕是一种古老的吃食，圆滚滚、甜滋滋、滑溜溜、亮晃晃，人们一看到它，心中便自然而然地生出喜庆之意、圆满之感。"小寒大寒，无风自寒"，在寒冷的季节，最适宜吃年糕，民间亦有大寒吃年糕的习俗。"过了大寒就是年"，过了大寒，年越来越近。年糕，吃在嘴里，暖在心里。

　　年糕在中国有悠久的历史，早在七千年前，先民就已经开始种植稻谷。汉朝出现的稻饼、饵、糍等，均为米糕。魏晋南北朝时期，年糕已大为流行："熟炊秫稻米饭，及热于杵臼净者，舂之为米咨糍，须令极熟，勿令有米粒……"糯米蒸熟以后，趁热舂成米咨，然后切成桃核大小，晾干油炸，滚上糖即可食用。明清时期，年糕成为市面上常年供应的小吃。

　　大雪吃年糕的习俗，源自一个古老的传说。相传，古时候有一种叫"年"的怪兽，每到严冬，"年"都要下山觅食，攫夺人充当食物，百姓不堪其苦。后来，高氏族的部落首领发明了一种吃食，搓成一条条，揿成一块块地放在门外。"年"来到之后，饥不择食，便将摆放在门外的粮食条块吃掉，然后回到山上去了。年复一年，这种躲避兽害的方法便传了下来。

江南苏州一带，关于年糕的来历还有另外一种说法。相传，越国伐吴时，百姓食不果腹，幸有伍子胥生前藏糯米粉于城门下，救百姓于饥荒，百姓甚为感恩。后来，每到寒冬腊月，吴地百姓将糯米粉做成城砖状来食用，一来表示对伍子胥的怀念，二来在送旧迎新的春节与亲朋好友分享。所以，苏州年糕的造型与城砖相似，且煮后不腻，干后不裂，久藏不坏。

"年糕寓意稍云深，白色如银黄色金。"年糕因其诱人的味道、美好的寓意，成为倍受欢迎的美食。吃年糕的传统虽南北如一，然其做法略有差异。北京的年糕用黄米或江米面加各种辅料蒸制而成，色泽诱人。苏州的年糕分为猪油年糕和红、白糖年糕等多种。云南蒙自有红、白两种年糕，掺以红糖和玫瑰糖制成的叫红年糕，用白糖加火腿、芝麻、花生仁做成的叫白年糕。

寓意年年高的年糕是传统的食品，也是平日家中的百搭食材。食用年糕以蒸、炸为主，此外，还有片炒、汤煮、煲粥等各式做法、各式吃法。年糕煮粥，是最朴素的样子，纯白温润，散发着淡淡的米香；红糖年糕软软糯糯，带着丝丝的甜味，让人回味；拔丝年糕外酥里嫩，让人舍不得放下筷子。

炒年糕是颇为流行的吃法，待油六分热下年糕片，现吃现切，表面需干燥，且油温切忌太热，否则，年糕片遇高温，立刻粘成一层层的块状物，再也拨弄不开。每一片年糕两面蘸到油后，转大火，至七分熟，倒入冬笋、肉丝翻炒，即可出锅。年糕片最好的状态是表面微焦、熟软，散发着香味，一口咬下去，香弹粘口，又糯又滑。

炒年糕不易做好，汤年糕最易上手。天寒时节，寻常人家亦常备有鸡汤，汤烧开后，放入冬笋等煮透，再放入黄芽菜和年糕等，五六分钟便是一顿上佳的吃食。没有鸡汤，大骨汤、鱼汤等也可。如果没有鲜汤，也可用残汤剩菜煨一煨，同样鲜香美味，同样细滑软糯，且有甘甜的稻米香气。

在老北京的节气食俗中，大寒时节，家人聚一起吃年糕，既带着吉祥味，也能驱散身上的寒意，所以美其名曰消寒糕。从中医角度说，糯米味甘性温，食用后全身暖和，有温散风寒、润肺健脾胃的功效。大寒吃年糕，取"年高"之意，可讨个吉祥如意、年年平安、步步高升的好彩头。

对我来说，年糕是一种带有童年回忆的吃食。每年岁暮，家家户户开始热火朝天地储备年货。我最爱做的事，就是看奶奶做年糕。尽管市面上有现成的糯米粉出售，可奶奶总喜欢自己磨。一边慢慢地转着古老质朴的小石磨，一边面带虔诚地喃喃细语："年糕年糕，年年高。"这种把愿望寄托在食物里的情愫，深深地打动着我。

磨好的糯米粉，像白雪一样，高高地堆着。奶奶在糯米粉中注水，加糖，之后搅匀，上蒸笼。蒸好的年糕，软滑如水，不粘牙，不滞齿，切片而食，幽香绕舌，不等放凉，我便迫不及待地将它放入口中，一边喊着烫，一边说着香。那适口的甜味，晃晃荡荡地由喉头轻飘飘地流进胃囊里，通体舒畅。

别人做年糕，做不出同样的水准，我前去讨教，奶奶在倾囊相授之余，总会叮嘱一番："磨粉的时候，心一定要诚。年糕小气，你不诚心，便做不成它。"如今，奶奶已去世多年，那爽口的年糕也只能去梦中寻了。每到岁末，我的脑海里总会浮现奶奶磨米粉时，那一张虔诚至极的脸。这些年来，"你不诚心，便做不成它"这句话，也成了我的处世哲学，指引着我如何去待人接物。

时光流转，年糕成了一种随时都能吃到的美味，可是那蕴藏的情感却没有因时光的改变而有所消减。一年冬天，我去宁波出差，气温骤降，嘈杂的街道较往日冷清了许多。走着走着，耳边突然传来了"年糕，糖年糕"的吆喝声，循声而至，只见街道的拐角处，一位中年妇女推着一辆改装的三轮车，车厢里是泛着油光、粘着红枣的年糕，白白的，嫩嫩的，煞是诱人。味蕾仿佛瞬间苏醒，尘封的记忆闸门顿时决口，恍惚间，我仿佛又回到了久违的童年。

美食大家汪曾祺先生曾言："凡事不宜苟且，而于饮食尤甚，中国的许多菜品，所用原料本不起眼，但经过一番'讲究'之后，便成了人间至味。"年糕正是如此，虽是简单的食材，却蕴藏着生活的大乐趣。年糕那香喷喷的味道里，有着生活的美好与康宁。吃着年糕，一种幸福就写在了脸上。